Te 126
147

# DE LA

# MÉTRITE PUERPÉRALE

PAR

N.-V. URSULESCO,

Docteur en médecine de la Faculté de Paris,
Ancien interne des hôpitaux de Bucharest,
Ancien élève de l'École pratique des Hautes-Études,
Ancien chirurgien aide-major à l'artillerie de Seine-et-Oise (1870-1871).



PARIS
A. PARENT, IMPRIMEUR DE LA FACULTÉ DE MÉDECINE
RUE MONSIEUR-LE-PRINCE, 29 ET 31.

1875

DE LA

# MÉTRITE PUERPÉRALE

---

## AVANT-PROPOS.

Dès que le produit de la conception, arrivé à terme ou non, a été expulsé de la matrice, l'état puerpéral commence pour finir avec le premier retour de la menstruation. C'est ainsi, du moins, que la plupart des accoucheurs nomment cette période pendant laquelle l'organisme de la mère et ses organes génitaux, que la gestation avait profondément troublés, reviennent à leur état normal. Cette période, normalement marquée par la succession de phénomènes, que l'on ne rencontre que chez la nouvelle accouchée, variables par l'époque de leur début et par leur durée, peut malheureusement présenter à l'observation nombre de maladies qui arrivent sous l'influence de la puerpéralité, ou en reçoivent des caractères particuliers. Or, ces maladies sont nombreuses et bien différentes : l'utérus peut s'enflammer et donner lieu à la métrite puerpérale ; les organes voisins peuvent aussi, soit par contiguité ou par continuité, ou bien encore d'une manière tout à fait isolée, prendre part à la phlegmasie : c'est ainsi que l'on observe la métro-péritonite, la péritonite, l'ovarite, les abcès de la fosse iliaque, et la phlegmatia alba-dolens, de nature puerpérale, etc. A la suite de l'accouchement, des contusions, des compressions peuvent se produire du côté de la vessie et du rectum, du côté des plexus et des troncs nerveux du bassin. On remarque encore assez souvent des lésions traumatiques ou gangréneuses du vagin. Enfin, il est donné d'observer quelquefois ces troubles cérébraux particuliers, cet état si fâcheux que l'on nomme la manie puerpérale.

Parmi ces nombreuses maladies propres à l'état de suites de couches, il en est une surtout, fréquente, hélas! et souvent rebelle à la thérapeutique, nous voulons parler de la métrite puerpérale. L'accoucheur instruit peut éviter bien des causes qui peuvent donner naissance à cette terrible affection; c'est ce qui nous a poussé à faire une étude aussi complète que possible de cette maladie. De plus, nous nous sommes demandé si les conditions dans lesquelles se trouve l'utérus après l'accouchement, conditions si éminemment favorables à la naissance de la phlogose, faisaient de la métrite puerpérale, par ses caractères anatomiques et ses symptômes, une maladie différente de la métrite ordinaire; nous sommes arrivé, à ce sujet, à une conclusion contraire à celle du professeur Courty, comme nous le verrons plus loin.

Il nous a été possible d'observer, dans le service de notre savant maître, le professeur Depaul, un certain nombre de cas de métrite puerpérale; des femmes atteintes de cette terrible malaladie, les unes sont sorties guéries de l'hôpital après des soins particuliers, les autres ont gardé dans la matrice ou ses annexes des traces de la phlogose, les autres enfin sont mortes plus ou moins de jours après l'accouchement; nous avons tâché d'étudier, autant qu'il nous était permis de le faire, la lésion, soit chez la femme vivante, soit sur le cadavre, quand il nous a été donné d'assister à l'autopsie, notre travail a donc été fait pour ainsi dire au lit de la femme atteinte de métrite puerpérale. Nous avons aussi tâché de bien analyser les symptômes de cette maladie que les auteurs anciens n'ont pas suffisamment connue. En effet, jusqu'à la thèse inaugurale de M. Danyau, soutenue en 1829, nous n'avons pu trouver de travail consacré à cette affection, même dans des ouvrages spécialement consacrés à l'obstétrique, et encore, la thèse de M. Danyau, intitulée : Essai sur la métrite gangréneuse, n'a trait qu'à un des points de la question. Tonnelé, Dance, Boivin et Dugès ont étudié tour à tour cette partie de la pathologie puerpérale, mais chacun apportait à cette étude des vues plus ou moins partiales, car, tout en parlant de métrite puerpérale, ils tâchaient d'établir des théories se rapportant à la fièvre puerpérale. Dans ces derniers temps enfin, MM. Jacquemier, Aran, Churchill, Béhier et Hervieux ont consacré à la description de la métrite puerpérale, des pages que l'on consultera avec le plus grand fruit.

---

## Définition.

Comme nous l'avons dit, les conditions dans lesquelles se trouve l'utérus après l'accouchement, les changements si profonds que cet organe a subis dans sa texture, font que l'inflammation des divers éléments qui le composent présente des caractères tout à fait particuliers, tout à fait différents de ceux de la métrite ordinaire. Pour M. Courty, au contraire, la distinction entre la métrite puerpérale et la métrite non puerpérale ne doit pas être établie ; cet auteur dit en effet : « Ces divisions me paraissent fondées sur des nuances, et j'avoue que je ne puis admettre entre la métrite puerpérale et celle qui ne l'est pas, d'autre différence que celle qui résulte de la disposition extrême de la première à la suppuration, et de la fréquence des complications, telles que la lymphangite, la phébite, la péritonite, etc., qui en aggravent le pronostic. Il y a entre elles une différence de simplicité ou de complication; comme il peut s'en rencontrer, à un degré moindre, entre d'autres cas de métrite, comme il y a une différence de marche entre la métrite aiguë et la métrite chronique; ces différences sont importantes à signaler, mais elles ne comportent pas précisément des descriptions spéciales pour deux formes d'un état morbide qui est fondamentalement le même, et dont il convient de ne pas scinder l'histoire, si l'on veut en prendre une idée à la fois juste et complète (1). » Comme on le voit, le professeur de l'école de Montpellier, après avoir dit d'abord que ces divisions ne sont fondées que sur des nuances, ajoute plus bas que ces différences sont importantes à signaler; mais, sans chercher des querelles de mots, nous trouvons que l'on doit conserver une division dans une maladie qui, certainement, dans les deux cas, affecte le même organe, les diverses parties de cet organe, mais qui, dans l'état puerpéral, comme le reconnaît M. Courty, a une tendance extrême à la suppuration. Et ensuite, ne doit-on pas établir une division marquée dans une affection qui, hors l'état puerpéral, passe ordinairement bien vite à l'état chronique, et n'amène la mort que rarement, tandis que, à la suite de l'accouchement, elle est ordinairement aiguë et terminée bien souvent par la mort? Nous pourrions encore trouver, dans les symptômes, les causes, la marche, dans les complications surtout, d'autres motifs qui appuieraient la distinction que nous voudrions conserver. Nous renvoyons le lecteur aux différents chapitres

(1) Courty. Dict. encyclopédique des sciences médicales, t. VII, 2e partie, p. 390. art. Métrite.

qui traitent de cette question. Il est certain que plus on s'éloigne du jour de l'accouchement, plus la métrite puerpérale tend à se rapprocher de la métrite ordinaire; mais nous avons surtout en vue, dans cette thèse, la métrite qui survient dans les premiers jours après l'accouchement.

Nous ajouterons enfin que nous regardons comme vrais cas de métrite puerpérale ceux dans lesquels on trouve l'utérus en suppuration, car nous ne pouvons admettre, avec M. A. Guérin (1), que toutes les fois qu'il y a du pus dans l'utérus, il y ait infection purulente. Cet auteur dit, en effet : « Dans la métrite, les lésions sont bien différentes. Les parois ultérines sont rouges, tuméfiées, mais elles ne renferment pas de pus. De même, les veines sont gorgées de sang, mais on n'y voit pas de suppuration... » La métrite, ainsi que l'entend M. A. Guérin, n'est pour nous qu'une variété, la moins grave, de l'affection, telle que nous la comprenons.

Nous définirons donc la métrite puerpérale : l'inflammation dans l'état puerpéral des tissus constitutifs de la matrice, quel que soit du reste le degré de son intensité.

## Anatomie pathologique.

Nous distinguerons plusieurs degrés dans l'état inflammatoire de l'utérus après l'accouchement.

Dans le premier degré, la phlegmasie a atteint seulement la muqueuse de la matrice et lui a imprimé des caractères plus ou moins tranchés, selon son plus ou moins de violence, nous l'appellerons métrite interne puerpérale ou endométrite.

Dans un second degré, la phlogose de la muqueuse peut coexister seulement avec celle des sinus utérins et des lymphatiques; il y a donc métrite avec phlébite ou lymphangite

(1) A. Guérin. De la métrite parenchymateuse aiguë, Annales de gynécologie, t. III, p. 87.

utérines, c'est la métro-phlébite, métro-lymphangite.

Dans un troisième degré, c'est tout le tissu même de l'organe qui a subi les phénomènes inflammatoires, métrite parenchymateuse, idiométrite de M. Hervieux.

Dans le processus inflammatoire de la muqueuse comme du tissu musculaire, on peut observer encore d'autres degrés différents : hyperémie simple, suppuration, ramollissement, gangrène, degrés que nous étudierons séparément pour la clarté de la description, quoiqu'ils se trouvent le plus souvent ensemble.

Nous n'avons pas à parler ici de ce que l'on a appelé périmétrite, exométrite, de M. Hervieux, car nous ne regardons pas le tissu cellulaire qui entoure l'utérus comme partie constituante de cet organe.

*Métrite interne puerpérale, métrite de la muqueuse, endométrite.* — Les phénomènes morbides qui ont envahi l'utérus empêchent cet organe de subir le travail de rétraction que l'on remarque normalement : l'utérus est volumineux, sa consistance est à peu près normale; cependant, même dans ce premier degré, lorsque l'on imprime un peu fortement le doigt, le tissu en garde l'empreinte, comme s'il était œdématié. La surface externe, d'un blanc jaunâtre, uniforme, ne présente pas ces fausses membranes que l'on rencontre ordinairement dans la métro-péritonite. Quelquefois pourtant on observe des plaques rougeâtres, mais nous pensons que l'on doit les attribuer à la déclivité ou à la sérosité cadavérique qui baigne ces parties bientôt après la mort.

La surface interne peut présenter divers degrés dans son altération.

Dans un premier degré, la muqueuse est couverte d'un enduit visqueux, de couleur rouge brun, et répandant une odeur fade; cet enduit contient des cellules épithéliales, des globules de sang et de pus; au-dessous, on peut voir la muqueuse hyperémiée, boursouflée, surtout au point d'insertion placentaire, de couleur rouge pointillé, présentant çà et là de petites élevures et comme de petites ulcérations taillées à l'emporte-pièce, des fongosités, des granulations. Les capillaires et les veines de l'organe sont gorgés de sang. Ce premier degré ne s'observe à l'amphithéâtre que dans certains cas où la nouvelle accouchée a été emportée par une maladie concomitante.

Mais, si la phlogose a été plus violente, à la surface de la muqueuse dégénérée s'observe comme une couche plus ou moins épaisse de couleur franchement verdâtre dans le plus grand nombre des cas, quelquefois teintée de rouge; dans ces derniers cas, le microscope fait découvrir quelques globules de sang, tandis que dans les premiers il n'y avait que des globules de pus. Au-dessus de l'insertion du placenta, cette couche est bien plus épaisse, elle creuse dans le tissu de l'organe comme des anfractuosités qui sont probablement l'ouverture des sinus utérins. L'odeur est fétide, rappelant celle du pus de mauvaise nature; cependant elle n'est pas infecte comme celle que l'on sent dans la métrite gangréneuse. Au-dessous de cette couche la muqueuse infiltrée de pus ne laisse plus découvrir ses éléments dégénérés, ni ses vaisseaux si nombreux à l'état normal. Nous avons souvent noté cette forme dans nos observations, et nous ne craignons pas de dire qu'elle est de beaucoup la plus fréquente de toutes les métrites de la muqueuse.

A un degré plus avancé de la lésion, on remarque comme une exsudation plastique, qui lui a fait donner le nom d'endométrite pseudo-membraneuse ou diphtéritique. M. Béhier décrit ainsi cette variété (1) : « Lorsqu'on fait

(1) Béhier. Clinique médicale, Paris, 1864, p. 520.

passer un courant d'eau sur ces surfaces, il reste une masse brune lie de vin, qui, sur beaucoup de points, est recouverte d'une couche d'épaisseur variable, comme feuilletée, aréolaire, d'une nuance d'un blanc verdâtre, et qui, par la disposition comme par la couleur, rappelle beaucoup les mousses particulières aux troncs de bouleaux. » Cette exsudation peut occuper toute la surface de l'utérus, ou être disséminée çà et là par plaques de grandeurs différentes, formant des reliefs plus ou moins épais, et offrant les formes les plus variables. Ces plaques, disposées presque toujours en feuillets, laissent échapper, par une pression modérée, un liquide séreux et trouble ; elles sont entourées et baignées par un liquide opaque dans lequel on peut voir de nombreux globules de pus, ou bien par une sanie grisâtre, ichoreuse, d'odeur très-fétide et comme gangréneuse. Elles sont diversement colorées, ici grisâtres, là d'un rouge foncé ; dans d'autres endroits, noirâtres, offrant plus généralement la couleur glauque du pus, ce qui les a fait comparer à ces lichens, à ces mousses des bouleaux, selon la comparaison de M. Béhier. Cette espèce de couche couenneuse est peu adhérente au tissu sous-jacent dans lequel elle s'implante par des prolongements plus ou moins marqués, aussi la muqueuse paraît-elle très-inégale lorsque le produit pseudo-membraneux qui la recouvrait a été enlevé, elle est de plus très-altérée, ramollie et présente, une infiltration plus ou moins notable du liquide qui baigne sa surface.

M. Cornil, cité par M. Hervieux (1), considère ces plaques comme le résultat d'une nécrobiose des éléments de la muqueuse avec infiltration de granulations graisseuses et de globules de pus.

On peut encore observer assez souvent cet état que les auteurs ont généralement nommé putrescence de l'utérus

(1) Hervieux. Traité clinique et pratique des maladies puerpérales et des suites des couches, 1re partie. p. 242.

d'après Boër (1), ou bien ramollissement putride, mais qu'ils ont ordinairement confondu avec l'état gangréneux. Ici, comme dans le cas précédent, la couche qui tapisse la face interne de l'utérus couvre toute cette surface; elle est le plus souvent d'un rouge clair et forme comme un putrilage, une pulpe à odeur nauséabonde, que Désormeaux comparaît à de la gelée de groseille. On l'enlève facilement par le râclage avec le scalpel ou même les doigts, et on reconnaît ainsi à l'œil nu que les fibres musculaires sont rougeâtres, ramollies en certains endroits plus ou moins profondément, et qu'elles participent à la coloration de la muqueuse qui les recouvrait; on trouve aussi le plus souvent du pus dans les vaisseaux et même quelquefois dans la trame du tissu. D'après Boër et Joerg, ce ramollissement serait le résultat d'une altération particulière. Comme Danyau et Tonnelé, Boivin et Dugès (2), « ont vu ce ramollissement coïncider avec celui de la rate et d'autres viscères parenchymateux, après les symptômes d'une affection typhoïde des plus prononcés. Ce ramollissement était-il alors cause ou effet de l'affection essentielle? N'avait-il pas de l'analogie avec certains ramollissements de l'estomac et autres viscères dont la nature inflammatoire est loin d'être prouvée? Aussi MM. Wenzel et Luroth (3), déclarent-ils que le ramollissement est tantôt dû à une métrite, et plus ou moins voisin de la gangrène, tantôt essentiel, et dû à un état d'asthénie locale ou générale, à une sorte de putridité du sang. » Pour M. Jacquemier (4), il est impossible de savoir si cet état n'est qu'une

(1) Boër. Nat. med. obst., t. III, p. 176.

(2) Boivin et Dugès. Traité pratique des maladies de l'utérus et de ses annexes, 1833, t. II, p. 212.

(3) Luroth. Thèse de Strasbourg, 1827.

(4) Jacquemier. Manuel des accouchements et des maladies des femmes grosses et accouchées, 1846, t. II, p. 677.

forme de gangrène, ou bien le résultat de l'inflammation qui rend les tissus en quelque sorte diffluents; de plus, il est souvent impossible de distinguer si le ramollissement putrescent ou autre de l'utérus est véritablement pathologique ou simplement cadavérique. Nous ne croyons pas, comme ce savant auteur, qu'il soit impossible de reconnaître si le ramollissement putride est une forme de gangrène ou le résultat de l'inflammation : dans la gangrène, il y a mort du tissu, les vaisseaux ne pénètrent plus dans les parties sphacélées, la gangrène est le dernier degré de l'inflammation ; pourquoi ne pas admettre que l'inflammation n'a pas encore été assez vive, qu'il n'y a encore que transformation graisseuse, désorganisation profonde, pourquoi, en un mot, ne pas dire, avec M. Hervieux, qu'il y a nécrobiose?

Quant à distinguer le ramollissement pathologique du ramollissement cadavérique, nous pensons que les auteurs cités plus haut ne l'ont pas su, et que probablement là où ils supposaient qu'il y avait ramollissement par putridité du sang, il y avait simplement ramollissement cadavérique, d'autant plus qu'ils trouvaient en même temps les autres organes ramollis. Aussi, disons-nous avec M. Jacquemier (1), « on doit considérer cette altération comme pathologique lorsque l'autopsie a été faite de bonne heure, que la température est peu élevée, que d'autres organes ne participent pas au ramollissement, qu'il y a du pus dans divers points de l'utérus, ou qu'une exsudation épaisse, molle, noirâtre ou grisâtre, comme gélatineuse, semble se confondre plus ou moins profondément, par son aspect et sa consistance, avec sa surface interne. »

On voit, d'après cette citation de M. Jacquemier, qu'au contraire de ce qu'il disait à la page précédente, il est rare-

(1) Jacquemier. Op. cit., p. 678.

ment impossible de distinguer les deux espèces de ramollissement.

Nous arrivons enfin à la gangrène de la muqueuse utérine que les auteurs ont tous décrite, depuis Danyau jusqu'à MM. Béhier et Hervieux. On trouve, dans ce cas, de véritables eschares d'une étendue variable, que Duplay (1) a comparées à des eschares des parties molles produites par l'action de la potasse caustique, contenant du mucus et du sang altéré et répandant une odeur repoussante, propre aux tissus mortifiés par la gangrène.

Ces plaques se trouvent le plus souvent au niveau du col utérin, ensuite vers les angles supérieurs du corps de la matrice, on peut les trouver cependant dans toutes les parties de la face interne. Il faut, à ce propos, bien savoir que le tissu du col utérin après l'accouchement est ordinairement noirâtre, cette coloration, que M. Béhier croit liée à tous les accidents puerpéraux, mais que nous avons retrouvée, comme M. Dubois l'avait déjà indiqué à peu près chez toutes les femmes mortes après l'accouchement, est due à l'infiltration sanguine.

On peut constater en certains cas un travail d'élimination des parties gangrénées, travail analogue à celui qui se passerait dans toute autre partie de l'organisme.

Boivin et Dugès (2) ont trouvé « trois mois après des couches fatigantes, un utérus mollasse et pâle, dans l'intérieur duquel était une portion charnue, de la largeur de l'ongle et de deux lignes d'épaisseur, véritable eschare détachée d'une ulcération à fond blanchâtre et à peu près de la même étendue ». Dans une observation de M. Béhier (3) une ligne circulaire d'élimination séparait la cavité du

(1) Duplay. Journal complémentaire, t. XIII.

(2) Boivin et Dugès. Op. cit., t. II, p. 214.

(3) Béhier. Clin. méd., obs. XVIII et XIX, art. Maladies des femmes en couches.

corps de celle du col, et dans une autre, il y avait tendance à l'isolement du col gangréné de la paroi correspondante du vagin. A la coupe, le tissu utérin est en général ramolli, d'un blanc grisâtre, qui prend une teinte jaunâtre dans les parties voisines de la muqueuse, offrant un petit piqueté rouge en certains points. L'altération de la muqueuse imprime son caractère à une profondeur plus ou moins grande du tissu musculaire.

Les lésions que nous venons de décrire peuvent se rencontrer isolées ou rassemblées sur le même organe, comme nous l'avons déjà dit, telle muqueuse utérine présentera la lésion au premier degré, telle autre pourra la présenter à l'état de suppuration dans une partie, à l'état de gangrène dans une autre partie; mais souvent cette phlegmasie de la membrane qui tapisse l'intérieur de la matrice se propage aux vaisseaux utérins accrus par la grossesse, à ces sinus de calibre si fort qui viennent s'ouvrir à plein canal au milieu des lésions souvent si graves.

La métrite se complique alors de phlébite utérine, lésion nouvelle, malheureusement fréquente, et qui est la plupart du temps l'intermédiaire entre la métrite interne et les diverses formes de métrite parenchymateuse. C'est à cause de la fréquence si grande de cette complication qui est le plus souvent le degré de passage de l'endométrite à la métrite parenchémateuse que nous allons consacrer quelques lignes à sa description.

*Métro-phlébite.* — Dans ce cas on peut voir à la coupe, quoique le parenchyme soit sain, une multitude d'orifices béants plus ou moins grands, orifices produits par la section des sinus utérins et, dans certains cas rares, des lymphatiques énormément augmentés de volume. — De ces ouvertures, les unes sont vides, béantes, obstruées, quelquefois par un caillot formé d'un sang noirâtre, coagulé, les autres remplies par du sang intimement mélangé à du pus, ou bien pleines d'un pus épais ou liquide de couleur verdâtre. — Si l'on exerce une pression sur le tissu de la matrice, on fait sourdre de tous ces orifices un liquide formé dans certains cas de sang et de pus, mais dans d'autres, et ils sont les plus communs, le liquide qui s'échappe est du pus liquide assez épais, de couleur blanche qui en a imposé à Astruc, à Winslow et à Selle (1) au point qu'il a été pris pour du lait par ces savants auteurs. Après avoir introduit la sonde cannelée dans quelques-uns de ces orifices de la surface de section, on peut suivre le trajet de ces vaisseaux et s'assurer qu'ils sont bien de nature veineuse, que leur calibre est bien variable dans la longueur de leur trajet, ici étroits, ils deviennent un peu plus loin évasés en ampoule pour rediminuer ensuite de volume. Leur paroi est dépolie, blanchâtre, tomenteuse, et en certains endroits épaissie. On trouve ordinairement la phlébite des vaisseaux utérins surtout au point d'implantation du placenta sur les parties latérales et dans la partie où le col se confond avec le corps. Dans certains cas ces lésions inflammatoires des vaisseaux veineux ne sont pas observées, les sinus contiennent du pus et sont tapissés par un enduit puriforme, mais leur membrane unique sous-jacente est intacte.

Nous avons dit que la métro-phlébite était un second degré, un degré intermédiaire entre la métrite de la muqueuse et la métrite suppurée; tâchons de justifier notre dire.

D'après Dance (2), cette maladie ne s'observe qu'après l'accouchement, lorsque les veines utérines, après avoir acquis un grand développement pendant le cours de la grossesse, viennent à perdre les adhérences qui les unis-

(1) Selle. Pyrétologie, p. 236.

(2) Dance. Arch., 1re série, t. XIX, p. 187.

saient au placenta; elle prend ordinairement naissance à l'embouchure des sinus utérins mis à découvert par le décollement de ce corps spongieux, comme le fait une amputation à l'égard des veines d'un membre; les traces d'inflammation sont ordinairement plus profondes à ce point de l'utérus que partout ailleurs. L'inflammation se propage ensuite de proche en proche aux innombrables veines qui serpentent dans la paroi de la matrice, et comme ces veines sont intimement adhérentes au tissu de cet organe qui les embrasse de toute part, la phlébite devient, pour ainsi dire, parenchymateuse et se complique ordinairement de métrite. Elle peut aussi être secondaire à cette affection, et quoique dans ces circonstances les veines soient le plus souvent le siége de la suppuration, il n'est pas constamment vrai de dire que le pus ne puisse alors s'infiltrer ou se ramasser en petits foyers dans la substance même de la matrice. »

D'après Dugès, au contraire, appuyé par Duplay, il y aurait absorption de pus et non pas phlébite.

Il est bien difficile de se faire une idée très-juste sur ce point; en effet, nous avons rencontré du pus dans des veines enflammées et nous en avons rencontré dans des veines qui ne présentaient aucun des caractères de la phlegmasie; au reste, que le pus ait été produit par les veines utérines ou qu'il y ait été introduit par l'absorption, la lésion initiale est la même pour nous, c'est la métrite interne, que nous avons toujours rencontrée dans ces cas. On peut très-bien comprendre, comme Dance le prétend, que l'inflammation s'est propagée de proche en proche et a parcouru toutes ses phases dans la veine, mais on peut aussi très-bien soutenir, ce nous semble, avec Danyau et Dugès, que le pus a été absorbé et a pu provoquer ou non des altérations veineuses. Mais à cause de la ténuité de la membrane unique des sinus utérins, pour peu que l'inflammation soit violente, elle se propage au tissu ambiant auquel cette tunique veineuse adhère intimement, le tissu de l'organe participe à la phlegmasie et nous arrivons ainsi à la métrite parenchymateuse. Toutes les fois, en effet, que nous avons pu observer la métrite parenchymateuse purulente, nous avons rencontré les vaisseaux utérins gorgés de pus; bien plus, nous avons pu constater souvent que, même lorsque le tissu musculaire était seulement ramolli ou enflammé à un degré moindre, les vaisseaux contenaient un liquide purulent, épais et abondant, et que autour d'eux, il y avait une petite zone de tissu qui avait subi une altération plus marquée à mesure que l'on se rapprochait des vaisseaux.

Nous avons vu que la métrite pouvait se réduire à l'inflammation de la surface intérieure de l'utérus, mais ces cas sont assez rares, la muqueuse et le tissu musculaire de la matrice ont une si grande surface de contact, les vaisseaux qui sillonnent ces deux tissus se phlogosent si vite, qu'il est bien rare que la phlegmasie du premier de ces tissus ne se communique pas à l'autre. Nous allons retrouver encore dans cette description le même processus de la phlegmasie : inflammation simple, suppuration, ramollissement, gangrène. Nous ne voulons pas dire que cette marche soit toujours suivie par la maladie, ce serait contre l'observation, nous avons vu, au contraire, des cas dans lesquels au bout de deux ou trois jours de maladie et même moins, on pouvait observer des plaques de gangrène; il est cependant ordinaire de constater sur le même utérus des lésions inflammatoires à des degrés rapprochés.

*Métrite parenchymateuse simple.* — Comme nous venons de le dire le processus inflammatoire de la muqueuse utérine peut envahir le parenchyme même de cet organe et constituer ce que l'on peut appeler la métrite vraie, puisque les tissus constitutifs de la matrice participent tous à la phlegmasie. Cette variété de métrite puerpérale est caractérisée par la rougeur, le ramollissement et la tuméfaction du tissu musculaire : par la rougeur, car à la coupe on remarque çà et là des parties pointillées de rouge des arborisations rosées ou rouge vif, des endroits offrant même une plaque rougeâtre parfaitement limitée; par le ramollissement, en effet, si on froisse entre les doigts ce tissu ordinairement si ferme et si résistant on voit qu'il est mou et qu'il s'écrase et se déchire assez facilement.

Nous avons ajouté, de plus, qu'on observait la tuméfaction : c'est surtout dans cette forme que la matrice est hypertrophiée, elle est de deux, trois, quatre centimètres et même davantage plus volumineuse en longueur et en largeur qu'elle ne devrait être au moment où il est donné de la mesurer. Nous ne pouvons discuter ici pour ne pas entrer dans de trop longs détails, si cette augmentation de volume tient au défaut de régression des éléments à l'état normal, ou bien à un boursouflement de la fibre musculaire ; on trouvera dans les auteurs de longues discussions à ce sujet. Nous pensons que l'utérus envahi par la phlegmasie est arrêté dans sa voie de régression et que ses éléments subissent alors les phénomènes propres à toute inflammation, dans quelque endroit qu'elle se produise.

*Métrite parenchymateuse purulente.* — Nous avons souvent rencontré cette forme dans les autopsies de femmes mortes dans l'état puerpéral auxquelles nous avons assisté ; nous pouvons dire qu'avec la métrite purulente de la muqueuse c'est la forme que nous avons ordinairement observée. Un certain nombre d'auteurs, s'appuyant sur la densité du tissu de la matrice, avaient pensé que la suppuration ne pouvait s'établir qu'avec la plus grande difficulté au sein même de ce tissu et que les abcès que l'on rencontrait dans l'épaisseur de l'organe étaient dus seulement à la distension des sinus et même des lymphatiques qui suppurent avec la plus grande facilité. On n'a qu'à regarder même superficiellement une coupe d'utérus atteint de cette affection pour se convaincre très-vite que le tissu musculaire est sujet à la suppuration comme tous les autres tissus, et que les infiltrations purulentes comme les foyers que l'on rencontre ne font pas du tout partie des vaisseaux de la matrice.

La propagation de la suppuration au parenchyme de l'utérus peut se faire soit par le contact de la muqueuse suppurée, soit par le contact des vaisseaux si nombreux qui sillonnent le tissu, eux-mêmes phlogosés ou charriant du pus; si la suppuration du parenchyme s'établit par propagation à la suite de métrite suppurée de la muqueuse, on voit à la coupe comme une mince couche de tissu infiltrée de pus à une profondeur variable de 1 à 4 millimètres et dont l'étendue est variable suivant la surface phlogosée de la sérotine, ce qui fait nettement voir que l'inflammation s'est développée par propagation de contact. Mais si au contraire, et c'est ce qui arrive le plus souvent, comme nous l'avons déjà dit, la propagation se fait par les sinus enflammés et suppurés, on voit nettement la fibre musculaire ramollie suppurer le long du sinus, source de la lésion, et l'on peut observer autour de ce sinus, à mesure qu'on s'éloigne de lui, tous les degrés moindres de la phlegmasie. Que l'on conçoive maintenant, ce qui arrive fréquemment, qu'un certain nombre de sinus soient remplis de pus, ne peut-on pas arriver à observer cette dégénérescence purulente d'une partie ou même de la totalité de l'organe ?

Le pus infiltré dans les mailles du tissu musculaire peut se réunir en foyer, on voit alors de petits abcès, du volume d'un pois et même d'une noisette, remplis de pus épais ou liquide, autour desquels le tissu ramolli a tous ses éléments complètement dégénérés.

Enfin, comme le dit M. Hervieux (1) : « dans certains cas, j'ai vu l'utérus converti dans sa totalité en une véritable éponge purulente. En quelque endroit que l'on pratiquat l'incision, on ne trouvait que du pus, littéralement que du pus. »

*Métrite gangréneuse du parenchyme.* — La mortification gangréneuse du tissu utérin ne s'observe que partiellement ; on ne voit jamais la gangrène vraie envahir tout le tissu de l'organe, la mort est arrivée avant. Cette mortification atteint une épaisseur plus ou moins grande du tissu musculaire ainsi que la muqueuse, car il est bien rare que la couche externe du parenchyme soit seule frappée ; il est bien plus probable que la muqueuse d'abord sphacélée a été la cause de la lésion musculaire sous-jacente. Le col, en raison des déchirures, des tiraillements auxquels il peut être sujet, est plus souvent envahi que les autres parties, cependant on peut rencontrer la gangrène dans les autres points. Le sphacèle de l'utérus ne peut être méconnu, dès que l'on a ouvert la matrice, une odeur repoussante, nauséabonde se répand dans toute la pièce et devient bientôt insupportable. Si l'on fait une coupe de cet organe, on voit certaines parties noirâtres, cernées par une ligne rougeâtre et constituées par une bouillie pulpeuse assez épaisse, visqueuse et ne permettant de saisir autre chose que des débris organiques tout à fait informes et sans cohérence.

M. Ranvier, cité par M. Hervieux (2), a examiné au microscope ces parties ainsi sphacélées et il a constaté : « 1° des cellules chargées de granulations pigmentées

(1) Hervieux. Op. cit., t. I, p. 248.
(2) Hervieux. Op. cit., p. 250.

comparables à celles que l'on retrouve dans l'utérus après l'accouchement, ces cellules avaient en longueur de 15 millièmes à 12 centièmes de millimètre; 2° des globules purulents en grande quantité; 3° des globules rouges de sang encore conservés. Pas de cristaux d'hématoïdine; 4° des masses granuleuses, les unes irrégulières, les autres sous forme de cylindres réguliers, formées par un mélange de matière albumineuse, de granulations graisseuses et de granulations pigmentaires, la matière albumineuse formant ciment. La portion gangrénée était limitée par un liseré d'exsudation fibrineuse. Les fibres musculaires étaient chargées de granulations graisseuses. La zone de tissu sain en rapport avec le liseré fibrineux présentait une sorte de tuméfaction ou de boursouflure œdémateuse».

Nous pouvons dire, en résumé, que l'inflammation parcourt dans l'utérus, après l'accouchement, ses diverses périodes comme dans les autres tissus, que la suppuration est la forme que l'on retrouve le plus souvent dans la métrite puerpérale et qu'enfin la lésion débute par l'invasion de la muqueuse, pour atteindre ensuite le parenchyme en passant ou non par la phlébite des vaisseaux de la matrice.

## ÉTIOLOGIE.

On peut avancer que la vie spéciale à la gestation, les changements anatomiques et physiologiques qui s'opèrent, le travail organique dont l'utérus est le siége, les phénomènes d'assimilation et de résorption, de contractilité, etc. doivent être considérés comme une prédisposition aux affections qui surviendront lorsque la matrice sera débarrassée du produit de la conception. Les conditions particulières dans lesquelles se trouvent les femmes en couche sont donc de nature à provoquer le développement de la métrite puerpérale, cependant quelques causes sur lesquelles nous allons insister nous paraissent être principalement le point de départ de cette affection si commune.

Et d'abord, comme la métro-péritonite généralisée d'emblée, la métrite des suites de couches reconnaît comme cause prédisposante ordinaire, le principe toxique qui cause l'empoisonnement puerpéral. Quel est ce principe? Se développe-t-il sous l'influence de l'encombrement, des conditions météorologiques, à la suite de la viciation de l'air dans les salles des nouvelles accouchées, à la suite de l'infection de ces salles ou de la contagion? Ce sont des questions trop délicates et encore trop discutées pour que nous puissions émettre ici notre avis. Nous nous permettrons cependant de dire que l'air des grandes villes, surtout l'encombrement des hospices et enfin les mauvaises conditions de santé et de famille dans lesquelles se trouvent ces pauvres femmes sont tout autant de causes favorables au développement de ces épidémies qui déciment les nouvelles accouchées.

Cependant la métrite, suite de couches, bien plus souvent que la fièvre puerpérale, se développe sous l'influence de causes particulières que nous allons passer en revue.

La primiparité a une influence manifeste sur le développement de cette maladie, comme l'ont reconnu tous les accoucheurs. D'après le Dr Lasserre (1), la proportion des décès et des maladies entre les primipares et les multipares serait la suivante :

1,025 primipares, 89 malades, 66 décès, 1 sur 18,56.

1,314 multipares, 43 malades, 21 décès, 1 sur 62,57.

Mais nous pensons que la primiparité ne doit pas être ainsi isolée et que l'on doit tenir grand compte de la longueur

(1) Lasserre. Thèse de Paris, 1842.

du travail, des manœuvres, des opérations, conséquences fréquentes d'un premier accouchement. Aussi pensons-nous que ce n'est que par coïncidence que nos observations ont pour objet des femmes primipares.

Le travail de l'enfantement a une influence remarquable et prochaine. Nous allons donc examiner les diverses phases du travail qui ont une influence particulière sur le développement de cette maladie. Nous n'avons pas à parler du froissement de l'utérus par les muscles abdominaux, de la suppression des lochies ; certains auteurs ont essayé d'exagérer la part peu considérable que les muscles prennent à l'expulsion du fœtus, tandis que d'autres prenaient la suppression lochiale, effet de la phlegmasie puerpérale, pour sa cause première.

Un travail prolongé a été regardé toujours comme une cause prédisposante importante. D'après une statistique du Dr Lasserre, pour un travail durant moins de 6 heures, sur 845 accouchements il y a eu 19 décès, soit 1 sur 44 1|2; pour un travail durant de 6 à 18 heures, 1,194 accouchements, 34 décès, soit 1 sur 35. Enfin, pour un travail durant plus de 18 heures : 296 accouchements et 54 décès, soit 1 sur 8 1|2. M. Guyon (1) a remarqué que cette influence existait principalementen tempsd'épidémie.

L'inertie utérine qui survient dans la dernière période du travail ou après l'accouchement, est aussi une cause de métrite, mais il ne faut pas perdre de vue l'hémorrhagie qui en est la conséquence ordinaire, et même les moyens employés pour la combattre.

Les contractions utérines prolongées, surtout ces contractions si énergiques, si violentes, nécessaires pour lutter contre des obstacles insolites qui empêchent l'accouchement, prédisposent à la métrite, aussi voit-on quelque-

(1) Guyon. Revue critique, Arch. gén. de méd., 6e série, t. VII, 1866.

fois des femmes être prises même pendant le travail des premiers symptômes de la métrite puerpérale.

La distension considérable qu'éprouve le col utérin et les déchirures qui se font sur un ou plusieurs points de son pourtour, au passage de la tête fœtale, sont une cause bien évidente prouvée, comme nous l'avons dit, par la présence du pus infiltré dans tous les points voisins.

Willemin (1) même, lui fait jouer le rôle principal : « si maintenant, dit-il, nous recherchons les causes les plus immédiates qui peuvent produire la métrite puerpérale idiopathique, nous en trouvons une en dehors de toutes les influences plus ou moins probables indiquées par les auteurs. Cette cause est la déchirure profonde du col de l'utérus, et personne, autant que nous sachions, ne l'avait formellement indiquée. La déchirure de la commissure gauche des lèvres du col est un fait à peu près constant et qui semble peu préoccuper les accoucheurs. On conçoit en effet, que cette lésion, quand elle est peu étendue, n'ait qu'une faible importance sous le rapport pathologique ; mais lorsqu'elle dépasse les limites ordinaires, lorsque 8 ou 15 jours ou même un mois après l'accouchement on constate encore une entaille profonde au col dela matrice, cette lésion ne peut plus être d'une entière innocuité. »

Le décollement du placenta qui entraîne la déchirure des vaisseaux utéro-placentaires peut faire de la surface cotylédonnaire comme une vaste plaie. Comme toutes les autres solutions de continuité, cette surface peut s'enflammer, suppurer et donner lieu ainsi à la maladie dont nous nous occupons, ou bien ces ruptures vasculaires peuvent amener une inflammation localisée dans les calibres de ces vaisseaux et être ainsi l'origine d'une phlébite qui pourra ensuite occasionner la phlogose de l'organe.

(1) Willemin. De la métrite puerpérale idiopathique ou métrite franche des nouvelles accouchées. Arch. de méd., 4e série, t. XV, p. 289, 1847.

Les tranchées utérines, vives, se répétant à courts intervalles peuvent s'accompagner de fièvre, fatiguer la matrice, et finalement donner lieu à la métrite, elles sont alors, non pas l'effet, comme on l'a dit, mais la cause de la maladie.

Nous venons de voir que même dans l'accouchement normal, physiologique, certaines contusions, certaines déchirures se faisaient qui pouvaient donner lieu à la métrite, combien seront plus nombreuses les chances de métrite dans les lésions, les contusions produites par des manœuvres longues et violentes, lorsqu'elles sont pratiquées surtout par des praticiens inexpérimentés.

D'après M. Lasserre, (1) on compte pour l'année 1841 à la Maternité, 7 décès pour 37 applications de forceps ou versions. Dans la thèse de M. Charrier, on trouve pour 1854 20 décès sur 81 opérations. La mortalité est donc beaucoup plus élevée après les opérations. Dans le relevé de Spath, reproduit par M. Lefort, (2) sur 30 opérations pratiquées dans les derniers mois de 1861 et le mois de janvier 1862, il y a eu 9 décès, ou 30 pour 100 de mortalité. D'après M. Trélat (3), il y a une mortalité de 38 pour 100 dans les opérations pratiquées à la Maternité de 1861 à 1865. Voilà des chiffres qui ne sont pas très-rassurants au sujet du résultat final, et encore toutes ces opérations, ont été faites par des hommes habiles et expérimentés; que dire de celles qui, faites dans la clientèle privée, par des médecins ou des sages-femmes n'ayant pas une suffisante habitude des opérations obstétricales, passent inaperçues ! Il faut cependant ajouter qu'à la campagne, dans les pays bien aérés, les opérations les plus mal faites, les pratiques les plus intempestives n'entraînent quelque-

(1) Lasserre. Thèse de Paris, 1842.
(2) Lefort. Des maternités, Paris, 1866.
(3) Trélat. Hygiène des maternités, Société de chirurgie.

fois après elles aucune conséquence funeste, à moins toutefois que des lésions trop graves n'aient été produites.

Nous croyons qu'il vaut mieux quand on le pourra, pratiquer les opérations obstétricales, applications de forceps, versions, céphalotripsie, embryotomie etc. alors que la femme ne sera pas encore fatiguée, surmenée, comme le dit le professeur Depaul, les tissus utérins ne seront pas encore trop ramollis, trop contusionnés par un travail prolongé et les instruments auront beaucoup moins de chance de produire ces délabrements si funestes.

L'avortement est une cause bien fréquente de métrite, surtout quand il est provoqué. L'avortement, provoqué dans un but criminel par les manœuvres qu'il nécessite, est dans un très-grand nombre de cas l'origine d'une métrite qui ne tarde pas à se terminer par la mort de la malade.

L'accouchement prématuré artificiel a aussi une part considérable dans le développement de la phlegmasie utérine. Dans un relevé de Riecke, cité par M. Jacquemier (1), la mortalité a été de 1 sur 346 dans l'accouchement naturel et de 1 sur 12 1[2 dans l'accouchement artificiel.

La rétention du placenta, agissant comme cause d'infection et la délivrance artificielle sont aussi bien souvent l'origine de métrite puerpérale. D'après Riecke, cité par M. Jacquemier (2), 600 délivrances difficiles ou retardées ont donné comme résultat : 563 femmes délivrées artificiellement, dont 62 mortes et 32 non délivrées dont 29 ont succombé. D'après M. Ulsamer, la mort surviendrait une fois sur treize quand on délivre artificiellement, une fois sur deux dans le cas contraire. Quoi qu'il en soit, on peut reconnaître d'après ces statistiques, combien ces deux causes peuvent être puissantes.

(1) Jacquemier. Traité des accouchements, t. II, p. 653.
(2) Jacquemier. Traité des accouchements, t. II, p. 536.

Nous voulons enfin insister sur une cause bien fréquente de métrite puerpérale : le retour trop prématuré de la nouvelle accouchée à ses occupations.

Déjà Sydenham avait dit (1) « *Diu est a quo mihi subiit* « *in mentem, quod ex iis quæ moriuntur puerperis, vix* « *decima quæque, ut modeste computemus, vel ex eo perit* « *quod vires partui necessariæ eam defecerint, vel ex doloribus* « *partum laboriosiorem comitantibus; at eo maxime nomine* « *quod debito citius lecto exsurgat.* » En effet, l'organisme de la femme vient d'être ébranlé profondément, une transformation s'est produite dans tout son être, l'utérus encore volumineux, malade, est en voie de revenir à son état normal, ses éléments subissent de grandes modifications : si par des imprudences on vient à aggraver cette fatigue générale, à arrêter ce travail de régénération quels désordres ne peuvent pas se produire! Cependant on voit très-souvent des femmes s'asseoir sur leur lit, prendre leurs enfants, leur donner le sein, etc.; quelques unes même se lèvent au bout de trois, quatre, cinq jours, se croyant à l'abri de tout accident; la plupart quittent le lit au bout de neuf jours, négligent les précautions hygiéniques que réclame leur état, se vêtissent légèrement, s'exposent au froid, à l'humidité, ou bien enfin prennent des boissons excitantes et des aliments en trop grande quantité. Toutes ces femmes n'obéissent souvent pas aux premiers avertissements de la douleur et marchent d'imprudences en imprudences jusqu'à qu'il y ait toute impossibilité pour elles de marcher encore; la métrite a fait alors de grands progrès qu'il est bien difficile de pouvoir arrêter.

Telles sont les causes nombreuses qui peuvent donner lieu à cette maladie, causes qui sont le plus souvent sous l'influence du milieu ou des divers phénomènes de l'accou-

(1) Sydenham. Opera medica, t. I. p. 279.

chement physiologique ou pathologique, mais qui ont pour origine quelquefois l'imprudence des femmes ou la négligence du médecin à s'assurer de l'état de la matrice.

## SYMPTOMES.

Nous avons étudié séparément dans l'anatomie pathologique les divers formes que peut présenter la métrite puerpérale, nous ne pouvons suivre la même marche dans la description de la maladie. En effet les symptômes sont si communs aux différentes variétés, et la plupart du temps si obscurcis par des complications nombreuses : péritonite, lymphangite, infection purulente etc., la marche peut être si rapide, qu'il est bien difficile d'établir une véritable distinction pendant la vie entre la métrite de la sérotine et celle du parenchyme. Nous allons donc tâcher d'isoler la métrite puerpérale de toutes les complications qui en sont si souvent la suite, nous proposant dans l'énumération des symptômes, de commencer par l'étude des signes généraux avant de décrire les signes locaux.

*Prodromes.* — La maladie se déclare quelquefois brusquement, sans prodromes, après l'accouchement ou même pendant le travail; la parturiente peut avoir un frisson et se plaindre d'une douleur très-violente dans le bas-ventre, douleur qu'elle différencie très-bien des douleurs propres à l'accouchement. Un, deux, trois et même plusieurs jours après l'accouchement on peut observer une exagération dans la fréquence et la douleur des tranchées utérines, et bientôt après une métrite; mais faut-il attacher grande importance à ces signes prodromiques?

L'exagération dans la fréquence des tranchées peut tenir à des caillots, à des débris de membranes ou de placenta enfermés dans la cavité utérine ou encore à un mode d'être particulier à la matrice. D'après M. Hervieux (1) il faut tenir grand compte de l'existence après l'accouchement des tranchées utérines. « On a tellement accoutumé, dit cet auteur, de considérer les tranchées utérines comme un état physiologique, qu'on les fait entrer bien rarement en ligne de compte parmi les symptômes précurseurs des maladies ultérieures. Or une longue expérience m'a appris que dans un milieu où les maladies puerpérales sont endémiques, les tranchées utérines avaient souvent, trop souvent, aussi bien d'ailleurs que le frisson consécutif à l'accouchement une signification pathologique. » Nous nous permettons de ne pas être tout à fait de l'avis du médecin de la Maternité, nous croyons que la prédisposition de certaines femmes aux tranchées ne peut être méconnue, et ensuite ne peut-on pas soutenir que loin d'être l'effet de l'invasion de l'affection puerpérale, les tranchées violentes, prolongées, en sont la cause? Nous ajouterons que le frisson consécutif à l'accouchement ne nous paraît pas avoir l'importance que lui donne M. Hervieux.

Nous attacherons plus grande importance aux pertes de sang exagérées après l'accouchement; comme M. le professeur Depaul l'enseigne souvent dans ses cours, c'est un accident qui prédispose à la métrite et à ses complications, soit que ce flux sanguin provoque un état de faiblesse de tout l'organisme, soit qu'il ne soit que l'effet de la débilitation de l'utérus par la maladie.

Quoi qu'il en soit, assez souvent les prodromes peuvent absolument faire défaut, le frisson manque, l'utérus n'est pas douloureux même à la pression, les traits ne sont pas altérés, le mouvement fébrile d'abord peu prononcé ne s'accentue que le soir, et pendant que l'on se croit tout à fait en sécurité les symptômes les plus alarmants peuvent éclater.

(1) Hervieux. Op. cit., p. 260.

*Début.* — La métrite puerpérale débute ordinairement dans les quatre ou six premiers jours qui suivent l'accouchement. Cependant on en a observé qui avaient débuté au huitième, au dixième, et même au onzième jour; mais il est probable que ces femmes étaient sous le coup de la maladie depuis un temps plus rapproché de l'accouchement

Les accidents sont, en général, d'autant plus graves qu'ils se montrent à une époque plus rapprochée de l'accouchement. Le mode d'invasion présente des caractères un peu différents suivant les malades. Le frisson est un signe assez fréquent, beaucoup moins cependant que dans la métro-péritonite; la douleur abdominale se montre en même temps ou quelques heures après; d'autres fois le frisson fait défaut et la douleur marque l'invasion de la maladie; dans d'autres cas enfin, comme nous l'avons dit, le frisson et la douleur ont passé inaperçus et les signes peu marqués au début se sont aggravés tellement que la mort s'en est suivie.

### PHÉNOMÈNES GÉNÉRAUX.

*Frisson.* — D'après M. Hervieux, « le frisson manque rarement quand la maladie doit se compliquer ou se complique dès le début de phlébite ou de péritonite; il n'en est pas de même quand la métrite est simple et doit rester indemne de toute complication.» Nous avons observé que, même dans ces derniers cas, il existe souvent un frisson qui peut échapper à l'observation si on n'a pas soin de bien interroger la malade; mais, si la métrite doit être grave, suppurée, même sans complications, le frisson existe le plus ordinairement et peut revenir plusieurs fois pendant la journée ou la nuit. La femme est en proie à un malaise général, se plaint de maux de tête plus on moins violents et s'agite sans pouvoir trouver de place convenable; elle éprouve d'abord une légère sensation de froid aux membres inférieurs, à la région lombaire, à la poitrine qui se généralise bientôt à toute la surface du corps. Les mouvements convulsifs plus ou moins forts se montrent ensuite et les dents claquent. Ces derniers phénomènes peuvent exister pendant toute la durée du frisson qui est de 20 à 30 minutes, ou ne se montrer que de temps en temps; il y a alors comme une série de frissons.

Ainsi que le dit très-bien M. Thierry, (1) » le claquement des dents peut manquer, la trépidation musculaire peut faire défaut: le frisson se montre alors d'une façon insidieuse, nous avons observé cinq fois cette variété. M. Hardy a souvent appelé notre attention sur la valeur de ce simple refroidissement avec horripilations; en effet il indique très-souvent l'apparition d'accidents graves, tandis que des affections puerpérales légères débutent quelquefois par un grand frisson. Le refroidissement peut même être partiel, rester localisé aux membres inférieurs et cependant avoir la même valeur. » Comme le dit encore M. Jacquemier, (2) « le frisson est intense, assez prolongé lorsque la maladie débute à une époque très-rapprochée de l'accouchement et qu'elle doit prendre rapidement un caractère grave; quelquefois cependant il est de courte durée, partiel, ne dépassant guère un refroidissement peu marqué, quoique la maladie doive se présenter promptement sous une forme grave. » Nous avions donc raison de dire que le frisson pouvait souvent passer inaperçu; mais si ce frisson existe, quelle est sa valeur? Nous pensons que si le frisson n'a pas une grande importance au point de vue de son intensité, il n'en est pas de même quand il s'agit du diagnostic. On doit toujours être inquiet quand, un ou deux jours après l'accouchement, une femme

(1) Thierry. Des maladies puerpérales observées à l'hôpital Saint-Louis en 1867. Thèse de Paris, 1868.

(1) Jacquemier. Op. cit., t. II, p. 628.

est prise d'un frisson, qu'il soit léger ou violent; on peut donc dire avec M. Jacquemier que le frisson est caractérisé moins par lui-même que par les phénomènes qui l'accompagnent, et s'attacher à observer si le frisson est suivi d'abattement ou d'anxiété, si les traits de la malade sont grippés, ses yeux éteints, et si le pouls monte au-dessus de 100 pulsations. En un mot il n'y a rien d'absolument constant dans le frisson, si ce n'est dans la forme suppurée; il peut passer quelquefois inaperçu; on ne doit pas s'effrayer de sa durée ni de son intensité mais se préoccuper surtout de l'état général après qu'il aura passé. Quant à nous, nous l'avons toujours noté, comme on le verra dans nos observations.

*Fièvre.* — Le pouls est ordinairement bien moins fréquent que dans la péritonite, il commence à 90, 96 pulsations pour arriver à 110 dans les formes ordinaires, mais dans la suppuration ou dans la gangrène on peut le voir monter à 120, 130, et même davantage; la fréquence des pulsations augmente avec la maladie et l'apparition de nouveaux symptômes; dans les derniers moments les pulsations sont si rapprochées qu'il est souvent très-difficile de les compter. Au contraire, si la maladie a de la tendance à s'améliorer le pouls diminue peu à peu de fréquence mais tout en restant pendant plusieurs jours assez élevé.

On observe l'exacerbation vespérale qui varie en général de 4 à 20, 24 pulsations. Les pulsations sont régulières, leur nombre varie ordinairement suivant les oscillations de la température, mais leur force diminue avec les progrès du mal; au commencement dur, résistant, le pouls devient petit, mou, pour arriver à être filiforme dans les dernières heures. Néanmoins, dans la forme gangréneuse, le pouls n'a pas cette régularité: faible et concentré à un moment, on peut le sentir bientôt fort et précipité.

D'après ce que nous venons d'avancer, on voit combien le médecin doit apporter de soins à se rendre un compte aussi exact que possible de l'état du pouls, qui indique ordinairement si bien l'état de l'affection ; de plus, il ne faudra pas négliger de connaître la marche de la température.

La température, en effet, monte ou baisse régulièrement suivant le progrès ou l'amélioration de la maladie. La peau, froide pendant le frisson, devient brûlante après la disparition de ce symptôme ; elle est ordinairement sèche, et cette sécheresse est si incommode, que quelques femmes s'en plaignent vivement. La sécheresse de la peau fait place, dans les cas où la mort va terminer bientôt la maladie, à une sueur froide et visqueuse.

*Respiration.* — Pendant le frisson, la respiration s'élève en même temps que le pouls et la température, mais cette accélération disparaît dès la fin de la période de réaction. La respiration n'est pas fréquente dans le plus grand nombre de cas, à moins que la métrite ne se soit compliquée. Pourtant, dans les formes gangréneuses et suppurées, la respiration, bientôt gênée, devient anxieuse et ne se fait qu'avec difficulté.

*Altération des traits.* — Pendant le frisson, la face est altérée, exprimant une souffrance profonde, mais cette altération passagère disparaît dès que survient la période de réaction. Dans la métrite simple, il n'y a pas de changement remarquable dans l'expression de la figure; mais, si la métrite devient purulente ou gangréneuse, la physionomie exprime un état d'abattement et d'indifférence complète, le facies se grippe, prend une couleur blanc jaunâtre, terreuse tachetée de plaques bleuâtres sur les pommettes, les lèvres sont violacées, les yeux profondément enfoncés dans les orbites et le regard éteint et hagard, sans la moindre expression.

*Tube digestif.* — L'état de la langue ne nous a présenté rien de caractéristique dans la forme inflammatoire simple. Le plus souvent blanche et humide au début, elle rougit ensuite et se sèche à la pointe, puis la rougeur et la sécheresse s'étendent à toute sa surface ; au contraire, dans les formes suppurative et gangréneuse, elle est de bonne heure sèche et couverte d'un enduit jaunâtre, tapissée quelquefois de muguet ou de productions blanchâtres. La soif est habituellement très-vive ; quant à l'appétit, amoindri seulement dans la forme bénigne, il est nul dans les formes graves. Il n'y a le plus souvent, ni nausées, ni vomissements, la constipation est ordinaire, dans la métrite simple, au contraire; la diarrhée et les évacuations involontaires s'observent le plus souvent dans les métrites suppurées ou gangréneuses.

*Troubles cérébraux.* — Ces troubles n'existent ordinairement que dans la suppuration de l'utérus. Quelques femmes sont légèrement agitées, parlent seules, d'autres sont plus agitées, ont un délire loquace et tombent après dans un état d'assoupissement, de coma profond. Cependant, malgré ces troubles divers des facultés intellectuelles, les réponses sont souvent nettes et précises. On observe quelquefois un tremblement continuel des lèvres, la parole est difficile, embarrassée, le pronostic est alors bien grave, quoique les autres symptômes ne soient pas encore très-alarmants.

### SIGNES LOCAUX.

*Douleur.* — La douleur spontanée peut faire défaut, mais si elle existe, elle ne revient que par moment, elle est profonde, gravative, donne la sensation d'une pesanteur incommode dans le bassin ; dans les cas où elle est très-aiguë, elle se fait sentir dans le bassin, s'étend aux lombes et aux régions inguinales, le moindre mouvement, la flexion ou l'extension des cuisses la réveille ou l'exaspère. Mais la pression, le palper, font naître une sensation douloureuse, vive : la douleur provoquée est, en effet, manifeste dans presque tous les cas, soit que l'on exerce une pression sur la région hypogastrique, soit que l'on touche et que l'on presse simultanément sur l'abdomen, ou bien que l'on fasse une pression bilatérale.

La douleur, vive au début de la maladie, peut diminuer beaucoup, quoique la maladie fasse des progrès : dans ce cas, cette insensibilité, comme celle qui peut survenir dans les mêmes conditions dans la métro-péritonite, a été signalée comme signe de mauvais augure. Elle indique, en effet, suivant l'observation de M. Béhier (1), non pas l'amendement des lésions abdominales, mais une dépression telle de l'économie, que le système nerveux n'a plus la vitalité nécessaire pour répondre aux excitations par la perception de la douleur.

*La persistance du volume plus ou moins considérable de l'utérus* étant un des principaux caractères, sinon le principal de l'affection qui nous occupe, nous devons fixer un moment notre attention sur la loi du retrait normal de l'utérus après l'accouchement.

Lorsqu'on consulte à ce sujet les auteurs des traités d'accouchements, on trouve peu de précision et surtout bien peu d'accord dans leurs indications. Selon Desormeaux (2), il faut, en terme moyen, douze à quinze jours pour que l'utérus revienne au volume qu'il avait avant la conception; d'après Boivin et Dugès (3) il faut deux mois; d'après Velpeau (4), il faut cinq, six ou huit semaines.

(1) Béhier. Op. cit., p. 541.
(2) Desormeaux. Dict. en 30, t. IX, art. Couches.
(3) Boivin et Dugès. Op. cit., t. I, p. 35.
(4) Velpeau. Traité de l'art des accouchements, 2e éd., t. II, p. 61.

Ingleby (1) dit que la matrice dépasse d'abord un peu les dimensions qu'elle offre au troisième mois de la gestation, mais à quel moment précis présente-t-elle les diminutions et jusqu'à quelle époque les conserve-t-elle? Dans le traité des maladies de l'utérus de M^me Boivin et Dugès (2), il est dit que la rapidité de la diminution de l'utérus varie beaucoup chez les différents sujets, remarque qui explique les contradictions des auteurs. Ainsi, vingt-quatre heures après l'accouchement, l'utérus n'avait que le volume du poing et ses parois deux doigts d'épaisseur, dans un cas observé par Riolan. Rolfinck compare la grosseur de l'utérus, au second jour des couches, à celle d'un enfant de 2 ans; Tiedeman représente un utérus, six jours après l'accouchement, dont la longueur est d'environ 6 pouces 1/2 et la largeur de 4. Deventer dit avoir trouvé la matrice réduite au volume ordinaire le huitième ou le neuvième jour. Au contraire, Ruysch figure une matrice de trois semaines et demie, qui a 5 pouces en longueur et 4 de larguer. Enfin, à six semaines, Bartholin trouve à la matrice la grosseur d'une pomme.

On le voit, la règle du retrait normal de l'utérus n'était rien moins que précise, lorsque le D^r Autefage (3), ancien externe de la Clinique d'accouchements, fit, sous la direction de M. Depaul et avec l'aide d'un compas imaginé par ce savant professeur, un travail sur le retour de l'utérus, travail qu'il a publié dans sa thèse inaugurale. Le D^r Autefage est arrivé au résultat suivant, en chiffres ronds, basé sur 60 observations : 1^er jour, 16 c. à 16 1/2; 2^e jour, 15 c., 3^e jour, 14 c. à 14 1/2; 4^e jour, 13 1/2; 5^e jour, 12 1/2 à 13; 6^e jour, 11 1/2 à 12; 7^e jour, 11 1/2; 8^e jour,

(1) Ingleby. On uterine hemorrhage, p. 247.
(2) Boivin et Dugès. Op. cit. t. I, p. 35.
(3) Autefage. Thèse de Paris, 1869.

10 1|2; 9° jour, 9 1|2; 10° jour, 8 à 8 1|2; 11° jour, 7 à 7 1|2. Le retrait progressif est sous la dépendance des phénomènes suivants : 1° la rétractilité, c'est-à-dire la tendance incessante de la matrice à revenir sur elle-même; 2° la contractilité propre aux fibres musculaires lisses; 3° le travail d'atrophie, de résorption de la couche musculaire et de la muqueuse.

Les variations dans le temps nécessaire pour le retour au volume normal dépendent le plus souvent de la métrite ; en effet, la tumeur formée par l'utérus, quoique variable dans ses dimensions, dépasse ordinairement d'une façon notable le volume qu'elle devrait avoir au jour où l'on observe de 3, 4 et même 5 centimètres de longueur.

Le volume anormal de la matrice paraît dépendre de ce que les phénomènes qui président au retrait progressif de l'organe font défaut. D'après M. Hervieux, « il y a autre chose que cette supension du travail physiologique en vertu duquel l'utérus revient progressivement à ses conditions primitives, il y a une véritable tuméfaction, possible, c'est-à-dire une augmentation de volume de l'utérus, par rapport à celui qu'il présentait un ou plusieurs jours auparavant. » Nous avouons n'avoir jamais pu contrôler ce que vient d'avancer le médecin de la Maternité.

La tumeur formée par l'utérus, ainsi volumineuse, ne se dessine pas nécessairement à travers la paroi abdominale. Ce n'est très-souvent que par le palper qu'on peut l'atteindre. Ce défaut de saillie à l'hypogastre nous paraît dépendre, non-seulement, comme l'avance M. Hervieux, du développement naturel du ventre ou d'une inclinaison postérieure ou latérale de l'utérus, mais encore de l'engagement plus ou moins profond de la matrice, engagement dû probablement au relâchement des ligaments qui devraient la maintenir fixée.

Quant aux variétés que l'on peut observer dans l'inclinaison de la tumeur utérine, tantôt d'un côté, tantôt de l'autre, on peut en rapporter la cause au relâchement d'un ligament large, effet ordinaire de la grossesse; ou bien encore à la présence de la vessie pleine, du côté opposé.

*Toucher.* — Par ce mode d'exploration, on constate, comme le fait remarquer Chomel, une élévation dans la température des parties génitales internes. L'utérus est rarement assez haut pour que le doigt ne l'atteigne pas avec facilité. On peut aussi reconnaître les diverses formes de l'orifice de la matrice, variables suivant le jour de l'exploration et qui ne présentent rien de particulier; on remarque cependant que le col est, dans les cas de métrite, un peu plus mou, plus boursouflé que d'habitude. D'après Willemin (1), il faut attacher grande importance aux déchirures du col, que l'on peut reconnaître avec la plus grande facilité; « l'altération, dit-il, qui a plus particulièrement fixé notre attention et sur l'existence de laquelle nous avons insisté à propos de l'étiologie, c'est la déchirure profonde du col, nous l'avons rencontrée 4 fois sur 9, à des intervalles déjà éloignés du moment de l'accouchement. L'entaille est parfois si profonde que le lambeau supérieur forme comme une valvule flottante au devant du col. » Quant à la sensibilité du col, nous ne pouvons partager l'opinion de Chomel (2), qui parle « de la sensibilité morbide que l'utérus conserve dans la portion vaginale, de même qu'à l'hypogastre. »

On peut encore, par le toucher, se rendre compte que la tumeur constatée au-dessus des pubis est bien la ma-

(1) Willemin. De la métrite puerpérale idiopathique ou métrite franche des nouvelles accouchées, Arch. de méd , 4e série, t. XV, p. 459, 1847.

(2) Chomel. Dict. de méd., t. XXV, art. Métrite.

trice ; on peut, en effet, la soulever par un mouvement aussi doux que possible et communiquer ainsi la sensation à l'autre main étendue sur la paroi abdominale.

Il est prudent, toutefois, de ne pas exagérer ces recherches qui, outre leur fatigue et leur ennui pour la malade, peuvent donner lieu à des phénomènes inflammatoires encore plus violents.

*Lochies.* — Le plus ordinairement, l'écoulement lochial diminue d'abord pour se supprimer bientôt dans les métrites graves. Les lochies peuvent reparaître après une suppression de quelque temps, et cette réapparition doit faire bien augurer de la marche future de la maladie.

La fétidité de l'écoulement lochial se rencontre toutes les fois qu'il y a phlegmasie de l'utérus et surtout phlegmasie de la muqueuse. D'après M. Hervieux : « cette fétidité est due à l'influence toxique du milieu dans lequel sont immergés les malades, et par suite à l'empoisonnement général de l'organisme par l'intermédiaire de la respiration ; mais elle peut dépendre aussi de certaines causes locales, telles que l'altération des lochies par un élément nouveau. Eh bien, une des conditions les plus fréquentes de cette altération, c'est le mélange avec les lochies d'une quantité de sang même assez médiocre. J'ai maintes fois été frappé du caractère spécial de putridité que peut prendre le sang au contact du pus ou du séro-pus lochial. »

Mais les lochies, au lieu de se présenter sous cette forme purulente, fétide, peuvent conserver vingt-quatre heures, deux jours, trois jours et même une semaine après l'accouchement, tous les caractères d'un écoulement sanguinolent; on doit alors se méfier beaucoup et craindre le début d'une métrite qui peut être imminente.

*Seins.* — Pendant les deux ou trois premiers jours qui

suivent l'accouchement, les seins se gonflent, laissent sourdre par la pression un liquide nommé le colostrum, liquide visqueux et grisâtre. Dans les jours suivants le liquide change de couleur, devient jaunâtre et prend tous les caractères du lait.

Ces changements ne s'opèrent pas ou disparaissent partiellement s'ils se sont montrés, suivant l'époque du début de la métrite. Si la maladie débute le premier ou le deuxième jour après l'accouchement, il n'y a pas de gonflement, de tension de seins, et le liquide reste incolore. Si au contraire le début n'a lieu que le troisième, quatrième ou cinquième jour, comme les phénomènes dont nous venons de parler se sont produits, les seins restent tuméfiés, douloureux pendant quelques jours pour s'affaisser et se ramollir ensuite, le liquide devient tout à fait aqueux. Si la maladie ne se prolonge pas longtemps, la sécrétion lactée peut reparaître ; si au contraire elle dure quelques jours, cette sécrétion est tarie et ne se fera plus.

## DIAGNOSTIC

Pour bien établir le diagnostic de la métrite puerpérale, on doit la différencier nettement des autres états pathologiques de l'abdomen qui peuvent avoir des symptômes communs avec elle ; il faut ensuite, quand on le peut, tâcher de savoir quelle est la forme qui est en cause afin de pouvoir instituer un traitement aussi efficace que possible.

Quand la maladie se montre dès le début avec ses symptômes propres, frisson, douleur utérine, fréquence du pouls, abattement, etc. ; le diagnostic n'est pas difficile, l'étude des signes que nous venons de faire le prouve suffisamment. Mais il n'en est pas de même lorsqu'elle commence d'une manière obscure, c'est-à-dire lorsqu'il y a seulement un frisson, de la fréquence de pouls. Va-t-on avoir affaire à une péritonite ou à une métrite? Dans l'inflammation franche du péritoine, on voit, dans la grande majorité des cas, le météorisme apparaître dès le commencement; bientôt on observe les vomissements jaunâtres et verdâtres, tandis que dans l'inflammation utérine le ballonnement et les vomissements bilieux font tout à fait défaut. La douleur abdominale existe bien dans les deux maladies, mais elle est bien différente : tandis que dans la péritonite la douleur s'étend à toute la paroi abdominale; qu'elle est superficielle, dans la métrite suite de couches elle est localisée à la région utérine, profonde et exagérée, surtout par la palpation. La fétidité des lochies est plus marquée dans la métrite que dans la péritonite. Les symptômes dans la forme grave de la métrite présentent plus ordinairement le caractère typhoïde que dans l'inflammation péritonéale. De plus, dans la métrite, le ventre étant souple, on peut, par le palper, se rendre compte du volume de l'utérus qui est ordinairement augmenté. On a voulu établir encore le diagnostic entre l'inflammation du péritoine et celle de la matrice en avançant que dans la première de ces affections le frisson était unique, tandis que dans la métrite il était multiple; cette différence n'est malheureusement pas tout à fait vraie, car on sait que dans certaines formes de péritonites il se fait des poussées nombreuses qui, à chaque apparition provoquent un nouveau frisson.

On ne peut confondre la métrite puerpérale avec l'infection purulente, car ordinairement on a pu assister au début de cette dernière maladie qui débute, dans l'immense majorité des faits, après une métrite datant de plusieurs jours. Dans l'infection purulente, les frissons deviennent irréguliers, intermittents, la température diminue quelquefois, l'exaspération vespérale de la fièvre est très-marquée; la teinte générale de la face est d'un jaune terreux. Mais ce sont surtout les phénomènes qu'offrent les principaux viscères qui tranchent la question. La gêne respiratoire, quelquefois poussée à l'extrême, est le signe principal de la congestion du poumon et de la présence de noyaux métastatiques. Le cerveau fonctionne ordinairement bien; cependant on observe assez souvent une espèce d'hébétude qui laisse son empreinte sur l'expression de la face. Des vomissements verdâtres et une diarrhée plus ou moins opiniâtre traduisent l'état du tube digestif. Une sueur abondante, visqueuse couvre toute la malade qui a la plus grande peine à se réchauffer. Tels sont brièvement les principaux signes de l'infection purulente; on voit qu'ils diffèrent de ceux de la métrite puerpérale, surtout par leur intensité et en ce qu'ils affectent tout l'organisme, tandis que ceux de l'inflammation utérine consistent principalement en des signes locaux.

Le frisson qui survient une heure ou deux après l'accouchement n'est pas à craindre; le plus souvent, on doit l'attribuer au refroidissement. Le frisson est d'autant plus à craindre qu'il se montre plus éloigné de l'instant de la délivrance.

Venons maintenant à l'étude de quelques signes qui pourraient avoir certains points de ressemblance avec ceux de quelques autres états morbides de l'utérus.

On observe à la suite de l'inertie de la matrice une hémorrhagie quelquefois considérable qui peut être retenue dans l'intérieur de l'utérus par un gros caillot sanguin qui bouche l'orifice ; la femme éprouve bientôt tous les symptômes d'une hemorrhagie grave. Par le palper, on constate que l'utérus est volumineux et très-mou; mais dans ces cas, outre l'époque rapprochée de l'accouchement et l'absence des autres signes, le toucher tranchera vite la difficulté; après avoir enlevé le caillot, le sang s'écoulera au dehors et le volume de l'utérus diminuera bientôt.

L'utérus est encore augmenté de volume et cause de la douleur lorsqu'il y a agglomération de caillots dans sa cavité à cause de la rétraction trop forte du col et que les tranchées utérines tachent d'expulser le corps étranger. Dans cette circonstance encore le toucher mettra immédiatement sur la voie.

La rétention d'urine ne nous paraît pas devoir en imposer un seul instant pour la métrite; il y a bien tumeur abdominale, quelquefois douleur, mais c'est une tumeur parfaitement ovoïde, superficielle et présentant une matité absolue. Du reste, on n'a qu'à prendre une sonde et on résoudra immédiatement la difficulté.

Dans la congestion utérine les symptômes morbides que l'on pourrait observer ne persisteraient pas au delà de quelques jours au plus; du reste ils ne sont pas précédés de frisson et des douleurs aiguës que l'on remarque dans la métrite.

Nous ne parlerons pas des tumeurs fibreuses, du cancer; ces états sont trop dissemblables et sont, le plus souvent, connus de l'accoucheur même avant l'accouchement.

Nous ne croyons pas non plus que la névralgie utérine puisse être la cause d'une erreur; il y a, il est vrai, une douleur particulière siégeant à la région utérine, mais cette douleur s'irradie le plus souvent; elle est intermittente ou du moins très-variable dans son intensité; du reste l'écoulement lochial est normal, et tous les autres phénomènes propres à la métrite font défaut.

Certaines adhérences pathologiques peuvent exister et empêcher le retrait normal de la matrice, on est frappé de voir au bout de quatre ou cinq jours l'utérus encore élevé assez haut au-dessus de la symphyse pubienne; dans ces cas, on remarquera vite qu'il n'y a pas eu de frisson, que les phénomènes locaux de la métrite font défaut, qu'il n'y a pas de douleur abdominale. Du reste on saurait, en interrogeant la malade, dans quelles circonstances ces adhérences ont pu se produire; on peut même, la plupart du temps, les apprécier par le palper et le toucher : l'utérus est beaucoup moins mobile, et au lieu de la mobilité que le doigt peut lui imprimer, on rencontrerait de la rigidité et de la fixité du col et de toute la tumeur.

Dans les phlegmons pelviens, on observe souvent le frisson, le retrait incomplet de l'utérus, la fièvre, etc. ; mais, avec un peu d'attention, par le palper et par le toucher, on constatera la présence, dans l'une ou dans les deux régions iliaques, d'une tumeur mal circonscrite, profonde, mate, avec empâtement de la région; la sensibilité ne sera plus localisée dans l'utérus , mais s'étendra aux parties voisines, les lochies ne seront pas troublées, à moins qu'il n'y ait un trajet fistuleux qui se soit établi, etc.

Après avoir ainsi tâché de montrer les différences qui permettent de séparer la métrite puerpérale d'avec quelques autres maladies qui peuvent la simuler par certains cotés nous devrions distinguer les différentes variétés de métrite que nous retrouvons sur la table de l'amphithéâtre, il est malheureusement impossible d'arriver à un tel résultat à cause de la complexité ordinaire de la métrite. Cependant on peut tracer ainsi le tableau de la métrite simple : le ventre est dépressible et mou et l'utérus sensible. L'appétit, souvent nul, est quelquefois seulement diminué ; du reste les nausées et les vomisssments font complètement défaut ; la constipation est ordinaire. On ne remarque aucune altération du facies, le pouls ne dépasse ordinairement pas 100 pulsations et la chaleur de la peau est médiocre.

Dans la métrite suppurée le frisson initial est violent et souvent suivi de plusieurs autres, la douleur utérine vive et la matrice plus grosse qu'elle ne devrait l'être au moment où l'on examine. Enfin les lochies sont très-fétides. Le facies est d'un jaune terreux, couvert d'une sueur glacée, exprimant la stupeur et l'abattement ; le regard et la physionomie ont perdu toute expression. Il y a de la céphalalgie, quelquefois du délire, la malade est souvent agitée. La langue est sèche, couverte d'un enduit d'un jaune sale. La respiration ne se fait qu'avec difficulté ; le pouls est petit, très-fréquent ; la température très-élevée. Bientôt le coma survient et la mort ne tarde pas alors à enlever la malade.

Tels sont les caractères principaux de la métrite simple parenchymateuse et de la suppurée, mais on doit se rappeler d'un côté que la première de ces variétés peut faire place à la seconde, et d'un autre que la métrite suppurée peut, dans certains cas, s'amender et arriver peu à peu à une révolution complète, comme nous allons le voir dans la marche de la maladie.

## MARCHE ET COMPLICATIONS.

D'après le tableau que nous venons de faire des diverses formes de la métrite puerpérale, on pourrait se faire une idée sur la marche et les complications de la maladie ; nous allons cependant en dire quelques mots.

La marche de la métrite puerpérale peut être subaiguë ou aiguë.

La métrite parenchymateuse non purulente suit ordinairement une marche subaiguë. On ne remarque alors aucun des symptômes généraux qui puissent alarmer, la fièvre est peu violente, la température ne s'élève pas, l'appétit est à peu près conservé. La douleur à la pression et aux moindres mouvements est presque le seul indice de la lésion utérine. Cette sensibilité utérine diminue peu à peu, l'écoulement lochial continue ou coule de nouveau avec la même abondance qu'avant la maladie, son odeur plus ou moins fétide disparaît ; et au bout de cinq, six, dix ou tout au plus quinze jours, le rétablissement est complet.

Cependant on a vu quelquefois, comme le dit M. Hervieux, la métrite subaiguë se compliquer de phlegmon du ligament large : on constate dans une des moitiés latérales et inférieures de l'hypogastre une tumeur empâtée, allongée, assez profonde ; la douleur, encore plus aiguë que dans la métrite non compliquée, est exaspérée par le moindre mouvement imprimé à l'utérus. Si le phlegmon ne tend pas à suppurer ou à enflammer la membrane séreuse voisine, on peut encore espérer que tout se terminera favorablement. Cependant, malheureusement, les choses ne se terminent pas toujours ainsi et la péritonite ou l'infection purulente ne tardent pas à apparaître.

Quant à la métrite véritablement aiguë elle suit une marche bien plus vive, elle est quelquefois très-rapide, l'état adynamique se prononce, les lochies sanieuses exhalent une odeur infecte, la face prend une coloration terreuse, d'une manière foudroyante la mort arrive malgré tout ce qu'on ait pu faire pour la combattre. Dans d'autres cas, après quelques jours la maladie passe par ses phases successives à la suppuration, à la gangrène, et se termine par la mort, ou bien l'organisme s'infecte, et l'infection purulente apparaît avec tout son cortége symptomatique. Dans d'autres cas, l'inflammation vive de l'utérus se transmet à la membrane séreuse voisine et une péritonite violente se déclare. Dans ces deux cas, le processus morbide de la métrite est changé, la maladie revêt à peu près la forme de l'état pathologique nouvau qui vient de se montrer. La métrite s'est-elle compliquée de péritonite, on constate le ballonnement du ventre, des douleurs vives s'étendant à toute la paroi abdominale, des vomissements répétés, verdâtres, avec une diarrhée très-abondante, la face grippée, les sueurs profuses, le délire, la prostration extrême et la mort ; au contraire, l'infection purulente a-t-elle envahi l'organisme, les frissons sont répétés, irréguliers, les traits profondément altérés, la face terreuse, les yeux hagards, des sueurs profuses couvrent la malade, la respiration est anxieuse, il y a évacuation involontaire des matières fécales, délire, coma, et enfin, la mort ne tarde pas à survenir. On retrouve enfin à l'autopsie les lésions que la métrite a imprimées à l'utérus ainsi que celles que l'infection purulente a pu laisser dans les autres organes; ou bien s'il y a eu métro-péritonite, le péritoine présentera les altérations que l'on a l'habitude de rencontrer lorsqu'il s'est enflammé.

## PRONOSTIC.

Le pronostic de la métrite subaiguë est peu grave. Si la fièvre ne s'allume pas, si la température ne monte pas au bout de deux ou trois jours de maladie, si les signes se bornent à une simple douleur abdominale, on peut être à peu près tranquille pourvu que la malade ne fasse pas d'imprudences.

Au contraire, dans la métrite aiguë, l'accoucheur doit être toujours inquiet. Quand l'état général s'altère brusquement, quand à une douleur intense se joint une fièvre à 100 ou 120 pulsations par minute et une haute température, lorsqu'il y a, de plus, des frissons répétés et que le traitement énergique employé ne produit aucun effet, on doit porter un pronostic grave. La maladie peut se terminer très-vite par la mort dans certains cas, heureusement assez rares, en deux ou trois jours. Dans d'autres cas, la suppuration peut prendre progressivement le caractère diphthéritique et gangréneux et la mort est retardée de quelques jours. Enfin, s'il y a eu complication de lymphangite, de péritonite, d'infection purulente, le pronostic ne peut qu'être très-mauvais.

## TRAITEMENT.

La prophylaxie découle trop naturellement de l'étude des causes pour que nous nous y arrêtions trop longtemps. Nous avons parlé de la bien plus grande mortalité des femmes en couche dans les hôpitaux, qui d'après les relevés officiels, s'élève à 4 ou 5 pour 100, tandis que dans l'accouchement à domicile, elle n'est que 0,5 pour 100 : aussi multiplier toutes les mesures qui peuvent combattre la contagion et l'infection, éviter la viciation de l'air par les nombreuses secrétions pathologiques ou physiologiques des nouvelles accouchées, ne pas encombrer les salles, prendre de grands soins de propreté, tels nous paraissent les moyens efficaces pour prévenir, ou du moins amoindrir les lésions produites par le traumatisme physiologique de l'accouchement. Tout accoucheur instruit doit comprendre toute l'importance qu'il y a à ne pas faire de manœuvres inutiles, à ne pas terminer l'accouchement, sans que cela soit nécessaire, soit avec la main soit avec les instruments, et à exécuter les manœuvres avec toute la douceur possible lorsqu'on est obligé de les faire. Il faut surtout que la délivrance soit l'objet de la plus grande attention. Les tractions sur le cordon ne doivent pas être faites prématurément ni avec trop de force, car un ou plusieurs cotylédons placentaires pourraient rester adhérents ou enclavés dans la matrice et devenir par la putréfaction consécutive l'origine d'une métrite suppurée.

Il est donc nécessaire de bien examiner le délivre après la délivrance afin de voir s'il est bien enlevé; dans le cas contraire, il faudrait introduire la main si le col est encore dilaté, ou s'il ne l'est pas, essayer de retirer avec des pinces le débris renfermé ; enfin, si l'on ne peut parvenir avec la main ou avec des pinces, attendre et veiller avec soin en pratiquant des injections désinfectantes plusieurs fois dans la journée.

Un signe que l'accoucheur éclairé ne doit jamais omettre de consulter c'est le volume de la matrice; on ne saurait se figurer la quantité, non seulement de métrites, mais d'abaissements, de versions, de fluxions utérines, qui ont ainsi pris naissance par la négligence de certains praticiens. En présence du volume si considérable de la matrice (10 à 12 cent. de hauteur sur 7 à 8 de longueur à la fin du huitième jour), ne faut-il pas craindre toujours le développement possible d'une de ces maladies ?

On conçoit dès lors que la pratique des accoucheurs, et celle de M. Depaul en particulier, se base plutôt sur le volume de la matrice que sur tout autre signe pour permettre aux femmes de se lever. M. Depaul autorise les femmes à descendre quelques moments de leur lit le neuvième jour, dans les cas seulement où il ne peut pas faire autrement, mais il professe qu'on ne devrait donner cette permission que du quinzième au vingtième. Il faut de plus insister beaucoup, et ne cesser de recommander à la nouvelle accouchée le repos le plus complet, ne pas permettre les mouvements pour prendre l'enfant dans le berceau, etc.

*Traitement curatif.* — La métrite une fois déclarée, on appliquera, souvent efficacement, huit, dix et même quinze sangsues à la région hypogastrique. On se propose par ce moyen de soustraire le sang aux parties enflammées, d'amener une révulsion à la peau, et enfin, d'amener une certaine diminution de la douleur utérine. Autrefois la saignée du bras avait été beaucoup vantée et on se servait exclusivement de ce mode de traitement. C'est à M. Dubois que l'on doit d'avoir abandonné la saignée qui amenait une prostration extrême des malades et aggravait les symptômes généraux. La femme affaiblie déjà par les pertes de sang physiologiques de l'accouchement n'a pas besoin d'être ainsi de nouveau débilitée, bien au contraire, cette faiblesse pourrait favoriser l'envahissement de principes infectieux. Dans la saignée locale, au contraire, le sang est enlevé directement aux organes malades sous-jacents, qui sont ainsi immédiatement soulagés ; de plus, la perte est bien moins considérable.

M. Hervieux préfère les ventouses scarifiées ; nous pensons que ce moyen thérapeutique peut aussi bien agir que les sangsues, nous ne croyons pas cependant qu'il ait tous les avantages que le médecin de la Maternité lui attribue.

On a proposé encore l'emploi de larges vésicatoires volants couvrant toute la région hypogastrique afin d'empêcher l'extension de la phlegmasie à la séreuse abdominale ; nous ne croyons pas à la grande efficacité de ces vésicatoires qui, outre la répugnance des malades à leur égard en raison de leur effet douloureux, peuvent exposer à la rétention d'urine et à l'inflammation vésicale, que le camphre placé à leur surface ne paraît pas combattre efficacement.

On a recours bien plus souvent aux topiques calmants, aux cataplasmes laudanisés, et si la douleur ne cesse pas, aux frictions avec la pommade belladonée ou avec l'onguent napolitain en quantité assez considérable ; on se propose d'amener la résolution de l'engorgement utérin au moyen de l'onguent mercuriel ; on devra continuer son emploi jusqu'à ce que la salivation mercurielle soit observée. A propos de la salivation, qu'il nous soit permis de dire que M. Hervieux nous paraît un peu trop absolu lorsqu'il avance : « L'emploi de l'onguent napolitain devra être continué jusqu'à production de la salivation, ce phénomène coïncidant toujours, d'après une expérience que j'ai eu bien des fois l'occasion de répéter, avec une amélioration sensible de l'état général et local. » Si M. Hervieux veut dire une amélioration sensible qui dans quelques cas peut être passagère, nous sommes alors de son avis; mais s'il prétend que c'est un signe de guérison toujours, nous dirons au contraire que la salivation ne précède la guérison que dans la plupart des cas, car nous connaissons plusieurs exemples de femmes qui ont succombé après avoir éprouvé la salivation hydrargirique.

Souvent on remarque dans la métrite puerpérale une constipation fâcheuse, il est utile alors d'employer des purgatifs dont on doit cesser l'usage dès qu'il y a diarrhée. M. Depaul emploie souvent le calomel associé au jalap : le calomel dans ces cas, outre l'avantage de produire un effet laxatif, concourt avec l'onguent napolitain à l'extérieur à provoquer la salivation.

Nous ne parlerons pas de l'emploi de l'ipécacuanha qui ne serait utile à la rigueur que dans les cas où il y a empoisonnement puerpéral en même temps qu'inflammation utérine. Or nous savons que, dans l'immense majorité des cas, l'infection purulente ou la péritonite n'arrivent que plusieurs jours après l'invasion dans la métrite puerpérale. Nous estimons qu'il est alors trop tard pour user de de ce médicament qui ne ferait que secouer le malade et exagérer ainsi la douleur.

Lorsque la douleur est aiguë, que la malade est agitée et sujette à l'insomnie, quand il y a de la diarrhée, les opiacés sous forme de pilules ou de potion seront très utiles.

Le médicament est toujours toléré, car on le donne à doses fractionnées que l'on peut augmenter petit à petit; les malades sont ainsi plongées dans un narcotisme plus ou moins prolongé qui calme du moins leurs souffrances pendant un certain temps et leur donne un repos qu'elles souhaitent vivement.

On a encore préconisé l'emploi des bains tièdes, mais nous ne croyons pas à leur utilité, au contraire dans certains cas ils peuvent être nuisibles à cause des mouvements que l'on ne peut éviter en plaçant la malade dans un bain. Ces déplacements peuvent non-seulement produire une exagération dans la douleur utérine mais un refroidissement, chose qu'il faut éviter avec soin chez ces femmes enceintes.

On doit encore pratiquer des injections vaginales répétées plusieurs fois par jour afin d'éliminer les liquides qui pourraient séjourner dans ce canal ; ces injections peuvent pénétrer quelquefois jusque dans l'utérus, mais alors ce n'est pas un mal et les inconvénients que nous signalerons dans les injections utérines seront évités. Les injections peuvent être faites avec un liquide désinfectant quelconque : solution de permanganate de potasse, liqueur de Labarraque, etc.

Pendant tout le temps qu'elle sera sous l'influence d'une fièvre violente, la femme sera privée de nourriture; des bouillons, des potages seulement lui seront donnés. Les toniques, vin de quinquina, potion de Todd, pourront être administrés avec beaucoup de profit.

Nous arrivons enfin à un moyen thérapeutique employé depuis longtemps déjà, notamment par Récolin, Mauriceau, Dionis et Forestus et remis en honneur dans ces derniers temps par MM. Avrard, Fontaine et Hervieux (1).

Voici le procédé opératoire indiqué par M. Hervieux.

(1) Hervieux. Op. cit., p. 213.

« La malade étant couchée dans son lit, la tête basse, le siége soulevé par un coussin, un bassin placé entre les cuisses, on s'assure par le toucher de la position de l'utérus et de la direction du col, puis sur le doigt indicateur de l'une des deux mains, placé au-dessous du museau de tanche, on fait avec l'autre main glisser la sonde à double courant d'Avrard jusqu'à l'orifice externe du col, puis on la fait pénétrer doucement à travers cet orifice d'abord dans l'isthme cervical, puis dans la cavité du corps. Le cathéter une fois en place, on introduit la canule d'une seringue chargée du liquide de l'injection dans l'orifice externe de l'une des branches de la sonde. Tout étant ainsi préparé, on pousse le piston avec lenteur et modération.

« Au lieu et place d'une seringue on peut substituer un irrigateur, en ayant soin de modérer la force d'impulsion du liquide à l'aide de la clef qui sert à ouvrir ou fermer l'appareil.

« Le liquide, lancé par l'un des yeux de la sonde sur la paroi interne de l'utérus, revient en partie par le col, puis par l'orifice vulvaire, en partie par l'un des yeux de l'instrument et de là par l'orifice externe de la branche libre.

« Il faut avoir soin d'imprimer à la sonde des mouvements de rotation, puis de va-et-vient, pour favoriser le contact de tous les points de la surface interne de la matrice par le liquide injecté. Si le liquide ne revient pas instantanément, soit par la branche libre de la sonde, soit par la vulve, il faut s'arrêter pour éviter la distension possible de la cavité de la matrice par le liquide, retirer la sonde, la déboucher, puis la remettre en place une fois le liquide écoulé.

« Lorsqu'on se sert d'une seringue il faut la vider préalablement de tout l'air qu'elle contient.

Le liquide dont nous nous servons pour ces injections n'est autre chose que de l'eau chlorurée au 50e, au 40e et même au 30e et au 20e, suivant les cas.

« La quantité de liquide injecté a varié de 200 à 900 gr. dans une seule séance. En général, nous continuons l'injection jusqu'à ce que le liquide qui coule d'abord très-sale et chargé de détritus sanguins, purulents, pseudo-membraneux, etc., revienne clair et limpide. Si l'application du spéculum était jugée nécessaire pour faciliter l'introduction de la sonde, il faudrait placer la malade en travers sur son lit dans la position requise pour cette application.

M. Hervieux, comme preuve de l'excellence des injections intra-utérines, cite six observations d'endométrite suppurée guéries par l'emploi de ce moyen. Sans nous arrêter beaucoup à faire remarquer que M. Hervieux ne cite que les cas dans lesquels la guérison a eu lieu, et omet ceux, au contraire, qui ont eu une issue mortelle, nous dirons que les six observations en question ne pourront « laisser aucun doute sur l'utilité des injections intra-utérines, dans les cas d'endométrite suppurative, » que lorsqu'elles seront accompagnées de beaucoup d'autres et que cette pratique aura réussi dans la clientèle d'un grand nombre de médecins. Nous sommes donc porté à croire qu'il est bien trop absolu de dire que, « dans tous les cas, sans aucune exception, ces injections ont déterminé une amélioration plus ou moins rapide des phénomènes généraux et locaux qui a conduit les malades à la guérison » (1).

Tout moyen thérapeutique a, nous le pensons, des inconvénients, et nous nous ne croyons pas que celui-ci échappe à la critique.

Examinons, en effet, le procédé opératoire indiqué par M. Hervieux. Croit-on qu'il est toujours bien facile de faire

(1) Hervieux. Op. cit., p. 281.

pénétrer la sonde à travers le col et ensuite dans le corps de l'utérus? Combien de positions diverses, d'états du corps et du col ne s'opposeront pas à cette introduction qui doit être faite d'une manière aussi douce que possible! Ne craindra-t-on pas, même en employant la douceur, d'entamer le tissu quelquefois si ramolli de la matrice, de provoquer ou du moins de réveiller la douleur en traversant un pertuis qui vient de subir des contusions et des blessures profondes qui peuvent ainsi être mises à nu? Ne faut-il pas redouter encore l'accumulation du liquide dans la matrice, même avec la sonde d'Avrard, qui peut se boucher, l'introduction d'une petite quantité d'air avec l'injection, même lorsque l'on aura pris toutes les précautions possibles? Nous avons à ce sujet, toujours présent à la mémoire, le fait dont parle M. Depaul dans ses cliniques : nous faisons allusion à ce cas de mort subite, foudroyante, d'une femme à laquelle ce professeur faisait des douches sur le col afin de provoquer l'accouchement prématuré; si, dans de telles circonstances, un malheur est arrivé, combien est-il plus à craindre lorsque l'on pousse le liquide contre la paroi utérine elle-même? Ne connaissons-nous pas aussi les faits malheureux dont parle M. Hervieux, et consignés dans la *Gazette médicale* de 1849, et dans le *Bulletin de thérapeutique* du 30 avril et du 30 mai 1850. De plus, nous ne croyons pas que l'on puisse toujours impunément imprimer à la sonde introduite dans l'utérus ces mouvements de rotation, de va-et-vient dont parle M. Hervieux. Il nous semble enfin que la femme peut se refroidir pendant cette opération qui demande à être surveillée de près; le médecin de la Maternité sait bien mieux que nous qu'il n'y a rien de plus mauvais que le refroidissement pour une femme en couche, surtout quand elle est malade.

Somme toute, nous estimons que les injections intra-utérines sont un moyen dangereux par elles-mêmes et par le manuel opératoire qu'elles comportent, et qu'il vaut mieux avoir recours aux injections vaginales, faites avec une solution désinfectante, qui n'ont aucun des inconvénients dont nous avons parlé et que nous avons vu souvent réussir.

---

## OBSERVATIONS

Observation. — I. Catherine B..., 23 ans, primipare, domestique. Couchée au n° 20 des salles de la Clinique. Bonne constitution. Pas d'accidents à noter pendant la grossesse. Accouche à terme le 9 décembre 1873, à une heure du soir, d'un enfant de 3,410 grammes qui se présentait par le sommet en O. I. G. A.

Le travail a duré quinze heures et la délivrance a été naturelle.

Le 10 décembre. Rien à noter. Etat général satisfaisant ; la malade demande même à manger, ce qu'on lui refuse. Bouillons, potages. Julep avec sirop diacodé, 30 grammes.

Le 11. Cette femme a été prise le soir d'un frisson assez violent qui a duré pendant vingt minutes. Céphalalgie. Langue saburrale. Pas de douleur à la pression de la région utérine ; ventre souple et déprimé. Ecoulement lochial sans mauvaise odeur. Même régime.

Le 12. Nouveau frisson ce matin. Utérus dur, volumineux, très-douloureux, même sans qu'on le touche ; la douleur paraît être plus vive à droite. Ecoulement lochial peu fétide. Langue sèche. Seins mous. Temp. 39°7 ; puls. 128. Bouillon. 15 sangsues à la région hypogastrique droite. Frictions avec la pommade belladonée. Cataplasmes. Potion diacodée.

Le 13. Utérus toujours volumineux, paraît moins sensible à la douleur qu'hier. Ecoulement lochial puriforme, très-fétide. Sueurs profuses pendant la nuit ; peau en ce moment moite. La malade est tranquille et fait comme on le lui a recommandé le moins de mouvement possible. Facies un peu fatigué. Temp. 39°1 ; puls. 120. Frictions avec la pommade belladonée ; cataplasmes. Potion avec sirop thébaïque, 30 grammes. Bouillons. Bordeaux. Injections vaginales avec la solution de permanganate de potasse.

Le 14. L'utérus atteint encore l'ombilic ; sa consistance est moindre.

La malade dit qu'elle souffre moins dans le ventre, cependant la palpation réveille toujours de vives douleurs. Ecoulement lochial très-fétide. Constipation depuis l'accouchement ; pas de transpiration abondante. Temp. 39° 2; puls. 124. Même traitement. Huile de ricin 20 grammes.

Le 15. Même état qu'hier. Temp. 38° 9; puls. 128. Même traitement.

Le 16. La douleur utérine est bien moins vive, même par le palper. Les lochies répandent toujours une odeur repoussante. Diarrhée assez abondante. Temp. 39° ; puls. 132. Même traitement.

Le 17. La matrice a diminué de volume, elle est à deux travers de doigt au-dessous de l'ombilic. La douleur utérine tend à disparaître. La secrétion lactée ne s'est pas faite, les seins sont mous, à peine fait-on sourdre quelques gouttes de lait par la pression du mamelon. Diarrhée. Temp. 38° 6; puls. 120. Même traitement.

Le 18. Etat général bien meilleur. Temp. 38° 6 ; puls. 104. Même traitement.

Le 19. La diarrhée continue. L'écoulement lochial répand encore une odeur bien fétide. Langue très-sèche. Pas de gêne de la respiration. Temp. 38° 4 ; puls. 108. Même traitement. Un quart de lavement avec quinze gouttes laudanum.

Le 20. Moins de diarrhée. L'utérus est encore à quatre travers de doigt au-dessus de l'arcade pubienne ; il n'est plus douloureux. Temp. 38° 3; puls. 96.

Le 21. Le mieux continue. Temp. 38° ; puls. 96.

Le 22. La malade a bien dormi pendant la nuit, elle n'éprouve plus de douleur, elle commence à avoir envie de manger. Potages. Julep diacodé. Cataplasmes simples. Bordeaux. Injections vaginales.

Le 23. Temp. 37° 7 ; puls. 88.

La convalescence a marché de mieux en mieux. Les lochies qui étaient très-peu abondantes ont peu à peu cessé d'exhaler l'odeur infecte des premiers jours. La montée du lait ne s'est pas effectuée, aussi cette femme ne pourra-t-elle pas nourrir son enfant.

Sortie guérie le 5 janvier 1874.

Observation. — II. Marie M..., 26 ans, cuisinière. Primipare. Grossesse heureuse. Couchée au n° 5 des salles de la Clinique. Accouchement naturel le 18 décembre 1873, à une heure vingt minutes du matin, d'un enfant pesant 3,500 grammes qui se présentait en O. I. G. A. Délivrance naturelle.

Le 19 décembre. Depuis hier au soir cette femme se plaint d'une violente douleur dans le bas-ventre. L'utérus est encore très-volumineux et très-sensible à la pression. 96 puls.. Cataplasmes laudanisés. Une pilule extrait thébaïque de 0,025 milligrammes.

Le 20. Frisson peu violent hier au soir; douleur toujours vive à la région utérine. Utérus gros. Ecoulement lochial fétide. Constipation. 92 puls., temp. 37° 9. Onctions avec l'onguent mercuriel belladoné. Pilule Extrait thébaïque de 0,25. Lavement laxatif. Injections avec le permanganate de potasse.

Le 21. Même état. 96 puls. Temp. 37° 7. Même traitement

Le 22. Douleur moins vive à la région utérine, même pas la palpation. La matrice a diminué de volume. Les lochies sont encore très-fétides, peu abondantes. Temp. 37° 5, puls. 84.

Le 23. La palpation provoque encore de la douleur. Lochies fétides. Etat général assez bon. Temp. 37° 6, puls. 88.

Le 24. L'utérus est plus volumineux qu'il ne devrait l'être. La sécrétion lactée n'a pas été troublée, cependant depuis hier elle se fait avec plus d'abondance, les seins sont gros, tendus. Lochies très-peu abondantes, fétides.

Cette femme s'est rétablie peu à peu de sa métrite, et elle a pu sortir de l'hôpital en bon état le 6 janvier 1874.

Obs. III. — Félicie B..., 17 ans et demi, couchée au n° 26 des salles d'accouchement, à l'hôpital des Cliniques, bien constituée et ayant un bassin normal, accouche pour la première fois et à terme d'un enfant bien portant et de volume ordinaire, qui s'est présenté par le sommet en position occipito-latérale gauche, variété antérieure. Les premières douleurs sont survenues le 31 juillet 1874, à 5 heures matin, et l'accouchement s'est fait le 2 août à midi, le travail a duré du par conséquent 55 heures. Délivrance naturelle.

Le premier jour, aucun accident n'a été observé. Le second jour, douleur dans l'abdomen, vive surtout à gauche, douleur spontanée mais que la pression exaspére; l'écoulement lochial diminue un peu. Pas de troubles dans l'émission de l'urine. L'appétit ne revient pas, langue sèche, blanche. Céphalalgie. Fièvre surtout le soir, 90 pulsations. Pas de frisson. Peau moite. — Traitement. Onctions sur le bas-ventre avec la pommade mercurielle belladonée; cataplasme sur le ventre. Potages. Bordeaux.

Le troisième jour mêmes signes. Pas de frisson. Même nombre de pulsations, hier au soir il y a eu exagération vespérale, 100 pulsations

Constipation. — Même traitement. Cataplasme avec pommade belladonée, etc.

Le quatrième jour, la douleur abdominale persiste toujours plus violente à gauche; utérus encore très-volumineux; les lochies ne s'écoulent qu'en très-petite quantité; pas de turgescence des mamelles; 90 pulsations; peau sèche. — Traitement. Calomel et jalap de chaque 0,50 centigr., cataplasmes avec la pommade belladonée; potages.

Le cinquième jour, amélioration, l'effet de la purgation a été considérable. La douleur abdominale a disparu, cependant elle est toujours réveillée par la pression sur le globe utérin qui est encore gros. 76 pulsations. Peau encore chaude. Les jours suivants, rétablissement graduel; le septième jour, les seins ont commencé à se tuméfier et la sécrétion laiteuse s'est peu à peu établie.

Cette femme est sortie quatorze jours après son accouchement, c'est-à-dire le 15 août, dans un bon état de santé; cependant M. Depaul lui a conseillé de rester encore quelques jours couchée chez elle et surtout de ne pas vaquer à ses occupations.

Obs. IV. — Marie N.., 38 ans, domestique. Primipare. Couchée au n° 9 des salles de la Clinique d'accouchements. Cette femme accouche à terme, le 3 avril 1874, à 3 heures du matin, après 19 heures de travail, d'un enfant qui se présentait par le sommet. Délivrance naturelle.

Rien à noter pendant les deux premiers jours qui ont suivi l'accouchement, sinon des tranchées assez vives.

Le 6. Douleur abdominale peu intense dans la région utérine. Pas de ballonnement du ventre. Lochies abondantes, mais séreuses, comme purulentes, et répandant une odeur très-fétide. Pouls 88. — Cataplasme sur le ventre. Extrait thébaïque 0,05 cent. Potages.

Le 7. Frisson dans la matinée d'un quart d'heure de durée. Douleur utérine persiste toujours. Lochies très-fétides. Sécrétion laiteuse moins abondante. Pouls 76. Temp. 37, 8. — Traitement : Cataplasmes avec pommade belladonée; injections avec la solution de permanganate de potasse au millième.

Le 8. Encore un petit frisson mais de très-courte durée. La douleur à la région utérine existe toujours. Utérus volumineux. Fétidité des lochies. P. 100. Temp. 38°. — Même traitement.

Le 9. Etat général meilleur qu'hier, pas de frisson. Le palper de la région utérine est toujours douloureux. P. 92. Temp. 37°, 7. — Même traitement.

Le 10. Cette femme commence à souffrir beaucoup moins du ventre. Le lait recommence à être sécrété avec un peu plus d'abondance. Les lochies ne sont plus fétides. P. 88. Temp. 37, 5. A partir de ce jour le mieux s'est maintenu et la malade a pu s'en aller le 22 avril guérie de sa métrite.

Obs. V. — Isabelle C..., 25 ans, domestique. Primipare. Grossesse sans accidents. Couchée au n° 33 dans les salles du service de M. le professeur Depaul. Accouche à terme le 21 juillet 1874 à 1 heure 10 m. du soir, après dix-sept heures de travail, d'un gros enfant de 3060 grammes qui se présentait par le sommet en O. I. D. P. qui s'est réduite. Délivrance naturelle.

Le lendemain de l'accouchement, pouls à 104, peau chaude. Douleurs abdominales dans toute l'étendue de la région hypogastrique. Pas de météorisme. Ecoulement lochial bien établi. Céphalalgie. — Traitement. Cataplasmes avec pommade belladonée, une pilule d'extrait thébaïque de 0,05 centigr. Bouillon, potages et bordeaux.

Le 23. Frisson de courte durée le matin. Pouls à 112. Peau brûlante. Insomnie. La douleur abdominale persiste très-vive, surtout du côté gauche. Par le palper, qui est douloureux, on sent l'utérus encore volumineux, haut de 12 à 15 centimètres au-dessus du pubis. L'écoulement lochial devient fétide. — Potages, bordeaux. Injections vaginales avec la solution de permanganate de potasse. Le repos absolu est recommandé à la malade. 15 sangsues à la région hypogastrique gauche.

Le 24. Pouls à 116. Peau toujours chaude, moite. La douleur abdominale est aussi vive qu'hier. Uu peu de diminution de volume de l'utérus, dans le diamètre vertical comme dans le transversal. Ecoulement lochial un peu moins fétide. Pas de turgescence des seins. — Même traitement qu'hier.

Le 25. 112 pulsations. Peau chaude. La douleur abdominale est toujours vive. — Cataplasmes avec onguent napolitain belladoné.

Le 26. La douleur au niveau de l'utérus ne cesse pas. Il n'y a pas de ballonnement du ventre. 112 pulsations. Les seins commencent à se gonfler, — Même traitement.

Le 27. La douleur utérine paraît un peu moins vive, surtout à la pression; la malade s'en plaint moins. Le facies est meilleur. La nuit passée a été plus calme que les précédentes. 100 pulsations.

Le 28. Le mieux continue. — Suppression de l'onguent napolitain.

Le 29. La maladie paraît en voie de régression. 92 pulsations.

Lochies très-peu abondantes, peu fétides. A partir de ce jour, on peut dire que cette malade est entrée en convalescence, cependant elle est restée couchée jusqu'au jour de sa sortie de l'hôpital, qui a eu lieu le 12 août.

Obs. VI. — Marie B., 30 ans, domestique. Bien constituée. Primipare. Grossesse sans accidents. Couchée au n° 5 des salles de la Clinique d'accouchements, accouche à terme le 19 janvier 1874, à 5 heures du matin, après un travail qui a duré quarante-deux heures, d'un enfant bien portant, qui s'était présenté par le sommet, en position occipito-latérale gauche, variété antérieure. Délivrance naturelle.

Les trois premiers jours se passent assez bien ; cependant cette femme se plaint de malaises, elle ne se trouve pas bien, mais ne peut pas préciser l'endroit où elle souffre. Le pouls oscille de 80 à 88. Peau assez chaude.

Le quatrième jour, dans l'après-midi, frisson violent qui a duré pendant trois quarts d'heure.

Le cinquième jour, c'est-à-dire le 24 janvier, nouveau frisson avec claquement des dents. Douleur dans la région hypogastrique, mais seulement à la pression. Le diamètre vertical de l'utérus est encore de 8 centimètres au-dessus des pubis. Pas de météorisme ni de nausées. Ecoulement lochial fétide, très-peu abondant, tache le linge en brun sale. Les seins sont mous et ne contiennent presque plus de lait. Constipation. Pouls à 108, peau brûlante. — Cataplasmes avec onguent napolitain belladoné. Bouillon. Bordeaux. Lavement salé. Injections vaginales avec permanganate de potasse.

Le 25. La douleur dans la région utérine est très-vive, continuelle; on ne peut palper qu'avec la plus grande douceur et encore la malade prétend-elle ne pouvoir le supporter. Pas de météorisme. Ecoulement lochial toujours très-fétide, malgré les injections désinfectantes. Agitation. Céphalalgie. Pouls 106, peau très-chaude. Temp. 38° 7. Trait. — 20 sangsues à la région hypogastrique, *loco dolenti*. Cataplasmes avec onguent napolitain belladoné. Bouillon. Bordeaux. Injections avec la solution de permanganate de potasse.

Le 26. Insomnie pendant toute la nuit passée; ventre toujours très-douloureux, sans ballonnement. Diarrhée. Ecoulement lochial extrêmement fétide, très-peu abondant. Teint pâle, jaunâtre; yeux enfoncés, soif très-vive, peau moite, chaude. Température 38° 6. Pouls 112. Trait. — Cataplasmes, extrait thébaïque 0,05 centigr. Bouillon, injections.

Le 27. Agitation. Respiration un peu gênée. Ventre douloureux. Diarrhée. Même traitement.

Le 28. Même état; cependant la douleur abdominale paraît moins vive. Peau sèche. Temp. 38° 8. Pouls 116. Continuation du traitement.

Le 29. La douleur abdominale est bien moins aiguë qu'elle ne l'était. L'utérus conserve à peu près le même volume qu'il avait le premier jour de la maladie. Ecoulement lochial d'une fétidité extrême. La malade est agitée, se plaint de mal à la tête. Temp. 38° 8. Pouls 116. Même traitement.

Le 30. Il n'y a presque plus de douleur à la région utérine; diarrhée très-abondante. Agitation, grande faiblesse. Temp. 39°. P. 124 pulsations à la minute. Même traitement, de plus une potion avec teinture d'aconit 2 gr.

Le 31. Très-grande faiblesse. Temp. 38° 8. Pouls 120. Même traitement.

Le 1er février. Délire pendant toute la nuit passée; pas de météorisme. Diarrhée toujours abondante. Temp. 39° 1. P. 128 pulsations, petit, irrégulier; la malade peut à peine avaler.

Le 2. Faiblesse extrême. Délire pendant la nuit, agitation, tremblotement des lèvres. La malade ne parle qu'avec la plus grande difficulté. Pouls très-irrégulier, intermittent, 134 à 140 pulsations par minute. Temp. 39°.

Le 3. Mort.

*Autopsie.* Utérus très-flasque, volumineux, décoloré, ne présente aucune lésion appréciable à l'extérieur. A la coupe, le tissu utérin présente comme une bouillie verdâtre dans laquelle il est difficile en certains endroits, surtout à la face postérieure, vers l'insertion placentaire, et en bas, de reconnaître les fibres musculaires. En avant, et sur les parties latérales, on trouve le pus réuni en foyers, gros comme des noisettes. Les vaisseaux veineux sont gorgés de pus partout où ils existent. Il n'y a pas de pus dans les trompes. Les ovaires et les autres annexes de l'utérus sont sains.

Le péritoine ne présente aucune arborisation vasculaire.

Les poumons sont fortement congestionnés, il y a de la pneumonie hypostatique; un petit abcès métastatique a été trouvé dans le poumon droit.

Foie friable, très-rouge, sans abcès métastatiques.

Reins fortement hyperémiés.

Rate diffluente, réduite en bouillie. Rien au cerveau.

Obs. VII. — Pascaline G..., âgée de 22 ans, domestique, de bonne constitution, couchée au n° 35 des salles de l'hôpital des Cliniques.

Cette femme accouche, pour la première fois, le 15 mai 1874, à 11 heures 45 min. du matin, après quinze heures et demie de travail, sans accidents ni avant ni pendant les couches. L'enfant bien portant pèse 3,700 grammes.

Le 16. Etat général satisfaisant; pas de déchirure apparente, pas de douleur abdominale. Température normale.

17, 18, 19, 20. L'état de cette femme se maintient bon.

Le 21. Diarrhée abondante. La malade se plaint d'éprouver quelques coliques; pas de frisson, ni de fièvre; la température ne monte pas. On lui a administré un quart de lavement laudanisé avec dix gouttes de laudanum de Sydenham.

22, 23, 24. La diarrhée continue malgré le traitement opiacé et le peu de nourriture que prend la malade; cependant cet état ne paraît pas grave. Langue saburrale.

Le 25. Deux frissons pendant la nuit passée, d'une durée d'une heure environ, mais de violence modérée. Face pâle, grippée, sueurs abondantes. Cette femme ne se plaint pas de douleur spontanée dans le ventre; mais, par la pression même très-modérée, elle éprouve de vives douleurs dans les deux côtés du globe utérin qui est encore volumineux et que l'on peut sentir encore au-dessus du pubis. La malade a un peu de céphalalgie. La diarrhée continue toujours. Pouls petit, fréquent, 98 pulsations. Temp. 37,2.

26. Sensibilité toujours très-grande dans la partie inférieure de l'abdomen. Diarrhée. Pouls 96. Temp. 37,7.

27. Faiblesse extrême. Vertiges. Les sens ne fonctionnent presque plus, la vue et l'ouïe notamment n'existent pour ainsi dire plus. Frisson intense dans la journée d'hier d'une heure de durée, avec claquements des dents. Douleur abdominale très-vive. Lochies fétides; pouls fréquent, très-petit 108. Temp. 38, 4.

28. Facies très changé, traits allongés, grippés, teinte jaunâtre de la peau. Pupilles très-contractées, quelques nausées. La diarrhée a un peu diminué. La douleur abdominale est toujours vive. L'écoulement lochial diminué, mais toujours fétide. P. 112. petit, dépressible. Temp. 38, 4.

29. Hier, pendant la journée, nouveau frisson extrêmement violent. Douleur dans l'abdomen toujours aussi forte. La diarrhée a reparu. la malade va presque continuellement sous elle. Pouls très-petit et fréquent, 136. T. 38, 6.

30. Face vultueuse, pommettes très-rouges, peau sèche; écoulement lochial très-peu abondant. Ventre très-douloureux, non ballonné. Pouls très-irrégulier, 128. Temp. 39, 4.

31. Faiblesse extrême; la patiente ne peut presque plus parler, Délire pendant la nuit passée, de dix heures du matin à dix heures du soir, heure de la mort, coma presque continuel. Pouls 116. Température 39, 2.

*Autopsie* le 2 juin. Les poumons sont petits, comme ratatinés; à gauche, on trouve de vieilles adhérences très-solides. Le poumon droit, de coloration jaunâtre, présente à la base deux petits abcès métastatiques qui ne sont pas encore à la période de suppuration.

Le foie est friable, de couleur gris verdâtre, pas de traces d'abcès métastatique.

La rate offre une bouillie noirâtre : elle est molle, diffluente, mais sans abcès.

Les reins sont congestionnés, pas d'autres traces.

Le péritoine, les trompes et les ovaires sont sains. Une large ulcération, peu profonde, se trouve à la partie postérieure du vagin. L'utérus est encore volumineux, ses parois sont flasques. Vers l'insertion placentaire, la muqueuse utérine est réduite en une bouillie, de couleur verdâtre, d'odeur repoussante. Dans les autres parties, la dégénérescence est moins avancée. Les sinus sont gorgés de pus liquide, et les parties de tissu voisines sont infiltrées aussi du liquide purulent.

Cerveau anémié, sans abcès métastatiques.

Obs. VIII. — Clémence L..., 22 ans, couturière, couchée au no 20 des salles de l'hôpital des Cliniques. Femme de bonne constitution, ayant un bassin normal et accouchant pour la première fois. D'après l'époque de la dernière apparition des règles et le volume du ventre, la grossesse arrivée à terme.

Apparition des premières douleurs le 27 août, à 8 heures du soir, terminaison le 28 août 1874 à 6 heures du matin; le travail a donc duré dix heures vingt minutes, le sommet s'est présenté et la position d'abord occipito-latérale droite, variété postérieure, s'est ensuite réduite; l'enfant pèse 3,050 grammes.

Le 31, c'est-à-dire le troisième jour après l'accouchement, frisson très-violent à 11 heures du matin d'une demi-heure de durée. Second frisson le soir vers 5 heures. Douleur abdominale peu vive de chaque côté du globe utérin qui n'a pas diminué de volume depuis le premier jour après les couches. Pas de météorisme. Pouls fréquent, 100 pulsations. Peau moite. — Traitement. Cataplasme avec la pommade belladonée, bouillons et potages.

1er septembre. Nouveau frisson aujourd'hui pendant la visite. Céphalalgie, vue un peu trouble, bourdonnements d'oreille; la douleur abdominale est plus vive qu'hier, la malade s'en plaint beaucoup et ne supporte qu'avec peine le cataplasme placé sur son ventre. Utérus toujours volumineux; l'écoulement lochial est très-pâle, mais sans odeur fétide; miction un peu douloureuse. On remarque dans le vagin deux eschares. Diarrhée. Pouls fort, vibrant, 120 pulsations. Peau chaude et sèche. — Trait. 10 sangsues de chaque côté de l'utérus. Deux pilules extrait thébaïque de 0,05 centigr.; groseille, bouillon.

Le 2. Pas de frisson, moins de céphalalgie; la douleur utérine persiste. Diarrhée abondante. Les seins ne se gonflent pas. Pouls fréquent, petit, 100 pulsations. Temp. 38°.

Le 3. La diarrhée est encore très-abondante; langue sèche, ridée; pas de nausées. La douleur abdominale est très-vive, pas de ballonnement du ventre. Volume exagéré de l'utérus. Pouls très-petit, 120 pulsations. Temp. 38, 7. — Trait. : cataplasme avec onguent napolitain belladoné, julep avec teinture d'aconit 2 grammes.

Le 4. Etat général très-déprimé. La diarrhée s'est arrêtée. Langue fuligineuse, pas de vomissements pendant la matinée, un vomissement jaunâtre dans la soirée. Agitation, délire pendant la nuit; la malade ne fait que parler et tâche à chaque instant de se lever. Douleur utérine obtuse; pas de météorisme abdominal, au contraire, le paroi extérieure est molle et très-dépressible. Pouls petit, irrégulier, tremblotant; il est très-difficile de savoir le compte de ses pulsations, 160 environ par minute.

Dans la soirée, perte de connaissance, la malade ne fait que pousser des cris plaintifs jusqu'à sa mort qui arrive à 8 heures et quart du soir.

*Autopsie*, vingt-quatre heures après la mort. On a cherché avec soin les lésions possibles des organes contenus dans le thorax ou l'abdomen, on n'a rien trouvé, sinon deux ou trois petites cavernules au sommet du poumon gauche.

Rien dans le péritoine.

L'utérus, très-volumineux, est ramolli dans toutes ses parties; la muqueuse utérine surtout au point d'implantation du placenta, forme un putrilage noirâtre d'odeur infecte, mais non gangréneuse.

Les sinus sous-jacents sont gorgés d'un pus épais et abondant. A la coupe du tissu utérin, on rencontre sur la face postérieure deux abcès remplis de pus, ces abcès sont gros comme des noisettes.

Rien dans les trompes ni les ovaires.

Obs. IX. — Alice B..., 20 ans, couturière. Bien constituée. Primipare. Couchée au n° 26 des salles de la Clinique d'accouchements.

Cette femme, après une grossesse heureuse, accouche à terme, le 24 janvier 1874, à 7 heures 35 m. du soir, après vingt-huit heures et demie de travail d'un enfant pesant 2,790 gram., qui se présentait par le sommet. Délivrance naturelle.

Les 25, 26, 27. Etat assez satisfaisant; ce dernier jour même, M. Depaul lui donne un degré de nourriture.

Le 28. Frisson à 5 heures du matin. Douleur sourde dans le bas-ventre. Utérus assez bien revenu sur lui-même. Cette femme assure qu'elle s'est beaucoup remuée dans son lit, qu'elle prenait souvent son enfant de son berceau pour lui donner à téter. Les seins sont encore gros, remplis de lait. Ecoulement lochial assez abondant, de couleur franchement rouge. 92 pulsations. — Trait. Cataplasme sur le ventre ; bouillon et potages. Le soir de ce même jour, nouveau frisson très-violent d'une heure de durée.

Le 29. Insomnie pendant la nuit. Douleur extrêmement vive dans le bas-ventre, la palpation est très-pénible pour la malade. Ecoulement lochial fétide. Les seins sont bien moins gros, le lait beaucoup moins abondant. Pouls fort, vibrant, 100 pulsations. Temp. 38, 2. — 15 sangsues sur la région utérine, bouillon, potage. Injections avec la solution de permanganate de potasse.

Le 30. Nouveau frisson très-violent. Le ventre est toujours douloureux, mais n'offre pas le moindre ballonnement. Il n'y a presque plus de sécrétion laiteuse. Ecoulement lochial très-fétide, peu abondant. Diarrhée. Pouls 92 pulsations. Temp. 38, 1. Extrait thébaïque, 0,10 c.

Le 31. Même état qu'hier. Faiblesse marquée. Pouls 96. Temp. 38,2. — Cataplasme avec onguent napolitain. Bouillon, bordeaux, vin de quinquina.

Le 1er février. Facies très-altéré; yeux enfoncés dans les cavités orbitaires. Un peu de délire pendant la nuit. Ventre toujours douloureux. Grande faiblesse. Pouls 100. Temp. 38,2. — Même traitement.

Le 2. Diarrhée abondante. Délire pendant toute la nuit passée. Pouls très-petit, 120 pulsations. Temp. 38,4.

Le 3. Prostration extrême. La malade prononce continuellement des mots inintelligibles. Pouls irrégulier, filiforme, 140 pulsations. Temp. 39°, 1.

Le 4. Mort.

*Autopsie.* Utérus mou, décoloré à la partie extérieure et rouge à la partie postérieure dans ses parties déclives. A la coupe, on observe dans ses parois cinq ou six abcès, gros comme de grosses noisettes, remplis de pus liquide, parfaitement limités et fermant la lumière des sinus voisins. Il n'y a pas de pus dans les sinus utérins. Le tissu de l'organe est ramolli, blanchâtre et tout à fait dégénéré. La muqueuse forme comme une bouillie d'un vert noirâtre, elle est suppurée dans toute son étendue, surtout vers l'insertion placentaire.

Les annexes de l'utérus sont sains, il n'y a pas de pus dans les trompes.

Rien à noter dans les autres organes.



A. Parent, imprimeur de la Faculté de Médecine, rue M.-le-Prince

www.ingramcontent.com/pod-product-compliance
Ingram Content Group UK Ltd.
Pitfield, Milton Keynes, MK11 3LW, UK
UKHW021911290826
14628UKWH00020B/1871

9 782019 658496